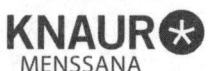

Michael Droste-Laux

Das Säure-Basen-Erfolgskonzept

Entschlackung – Ernährung – Körperpflege

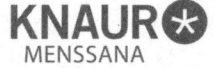

Besuchen Sie uns im Internet:
www.mens-sana.de

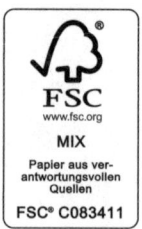

© 2014 Knaur Verlag
Ein Unternehmen der Droemerschen Verlagsanstalt
Th. Knaur Nachf. GmbH & Co. KG, München
Alle Rechte vorbehalten. Das Werk darf – auch teilweise – nur mit
Genehmigung des Verlags wiedergegeben werden.
Redaktion: Ulrike Strerath-Bolz
Umschlaggestaltung: ZERO Werbeagentur, München
Umschlagabbildung: FinePic®, München
Satz: Adobe InDesign im Verlag
Druck und Bindung: CPI books GmbH, Leck
ISBN 978-3-426-65745-4

2 4 5 3 1

Inhaltsverzeichnis

Vorwort 7

Kapitel 1 – Was sind Säuren und Basen? 9
Der pH-Wert (potenzia hydrogenii) als Kennzahl
für die Konzentration der Wasserstoff-Ionen 10 •
Der pK-Wert (Gleichgewichtskonstante) als Kennzahl
für die Berechnung der Pufferkapazität 12

Kapitel 2 – Grundfunktionen der inneren Organe 14
Übersicht über den Stoffwechsel 14 • Im Mund beginnt
die erste Alkalisierung 14 • Der Magen als Säure- und
Basenproduzent 15 • Die Leber als zentrales
Basenorgan 16 • Der Darm in Harmonie mit
Verdauungssäften und Bakterien 17 • Die Nieren als
Filterorgan 18 • Das Blut als Transportmittel 19 •
Die Lunge als Regulator 20

Kapitel 3 – Die Bedeutung des Bindegewebes 21
Das Bindegewebe als Zwischenlager von Säuren 21 •
Normale Auf- und Abbauphase 22 • Mineralienraub
als Selbstschutz 23 • Die medizinische Erforschung des
Bindegewebes 24 • Was ist unter Verschlackung zu
verstehen? 26 • Alterungsprozesse 28 • Freie Radikale
und Antioxidanzien 28

Kapitel 4 – Messmethoden und Diagnostik 30
Abstufungen der Übersäuerung (Azidose) 30 •
Die Alkalose – das Gegenteil der Übersäuerung 35 •
Messmethoden 36 • Diagnostik 45

Kapitel 5 – Warum übersäuern wir? 49
Innere Faktoren 50 • Äußere Faktoren 51 • Säurebildung durch Getränke 52 • Säurebildung durch Nahrungsmittel 60 • Mikrowellen zerstören Zellstrukturen 70 • Medikamente setzen Säuren frei 71 • Wie werden saure und basische Lebensmittel bestimmt? 73 • Saure Kosmetik- und Körperpflegeprodukte fördern Übersäuerung 75 • Kritische Zutaten in Kosmetikprodukten 83 • Vorsicht vor Sonnenschutzmitteln 89 • Energetisch-mentale Übersäuerung 94

Kapitel 6 – Die Folgen der Übersäuerung 106
Übersäuerung und Übergewicht 107 • Die Haut als Entgiftungsventil 109 • Cellulite – eine Form der Verschlackung 118 • Haarausfall – ein »doppelsaures« Zeichen 120 • Befindlichkeitsstörungen durch Übersäuerung 127 • Übersäuerung – eine entscheidende Dimension bei Krebserkrankungen 182

Kapitel 7 – Methoden der Entsäuerung 189
Wasser ist die preiswerteste Medizin 190 • Basische Ernährung 193 • Entsäuern, Entgiften, Entschlacken mit Fasten 199 • Massagen und Lymphfluss 205 • Entsäuerung durch Homöopathie 211

Kapitel 8 – Das Säure-Basen-Erfolgskonzept 215
Lösen von Ablagerungen – Wissenswertes zum Teegenuss 216 • Neutralisieren mit pflanzlichen Mineralien 220 • Ausleitung mit basischen Bädern 228 • Basische Naturkosmetik 244

Ein Wort zum Schluss 254

Quellenverzeichnis und Hinweise zum Weiterlesen 255

Vorwort

Bereits als Heranwachsender war ich fasziniert von den Themen Ernährung und Gesundheit. Bücher wie *Chemie in Lebensmitteln* oder *Warenkunde für den Fachkaufmann im Diät- und Reformhaus* zählten zu meiner Lieblingsliteratur. Mit einem Einkaufszettel ausgestattet, radelte ich mehrmals in der Woche aus einem kleinen Dorf im Hochsauerland in die nächste Stadt und suchte unsere Stammdrogerie auf. Frisch abgepacktes Sauerkraut aus dem Fass, Rote-Bete- und Selleriesaft, Molke und Joghurt mit rechtsdrehenden L(+)-Milchsäurekulturen waren die Klassiker, die meine Mutter regelmäßig kaufte. Rechtsdrehende Milchsäure?

Meine Lehre als Drogist alter Schule verschaffte mir Klarheit und Wissen im Bereich Botanik, Drogenkunde und Körperchemie. Sie bot ein solides Fundament für meinen weiteren beruflichen Weg. Vor über zwanzig Jahren machte ich mich als Organisator und Koordinator einer halbjährlich stattfindenden drogistisch/pharmazeutischen Fachmesse mit dem Thema Säure-Basen-Haushalt vertraut.

Heute nehmen in einschlägigen Medien im Ressort Gesundheit und Schönheit die Schlagworte Übersäuerung, Verschlackung, Entgiftung einen festen Platz ein. Sie sind zum Dauerbrenner avanciert. Dies halte ich grundsätzlich für begrüßenswert, wenngleich sich durch einige Berichte und einflussreiche Bücher leider populäre Irrtümer und im schlimmsten Fall falsche Therapien verbreiten. Im Dialog mit der Öffentlichkeit darf nicht der Eindruck entstehen, Säuren seien generell schlecht und Basen immer gut. Diese Voreingenommenheit will ich gleich zu Beginn des Buches klären. Bei der Fülle an Informationen und teils widersprüchlichen Darstellungen fällt es schwer, herauszufinden, was in sich stimmig und wahrhaftig ist.

In vino veritas lernte jeder Lateiner, und offenbar hilft der Wein, ein wenig näher an das Geheimnis heranzukommen, das die Wahrheit umgibt. »Im Wein liegt die Wahrheit« heißt aber nicht, dass er die Wahrheit *ist*. Die Wahrheit hat, wie der Wein, viele Namen. Schon deshalb dürfen Sie jedem misstrauen, der sich im Besitz der allein seligmachenden Wahrheit glaubt. Und nicht jeder, der vorgibt, uns reinen Wein einzuschenken, nimmt es mit der Wahrheit wirklich genau. Wir sind bei der Pilatusfrage: »Was ist Wahrheit?«, und erkennen eine überraschende Gemeinsamkeit: Sowohl mit dem Wein als auch mit der Wahrheit kann man anstoßen.

Genau das liegt in meiner Absicht. Ich will mit Ihnen Anstoß nehmen an gewissen Gesundheitsthemen und den Spielraum mit plausiblen Aussagen nutzen. Dabei will ich Ihr Vertrauen gewinnen und Ihnen Impulse zu einem neuen Blick auf Ihr Leben geben, um aus einer halbwegs objektiven Betrachtung heraus für jeden Einzelnen subjektive Veränderungen zu bewirken. Dazu bedarf es des gegenseitigen Respekts, der Toleranz und Verlässlichkeit. Toleranz im Sinne der Einsicht, dass es die reine Wahrheit nicht gibt. Verlässliche Haltung steht für Standfestigkeit, Rückgrat und Verantwortung. Natürlich »muss« dieser Anspruch für Sie zu spüren sein, denn nur dann kann es gelingen, Herz und Verstand zu öffnen. Nur dann ist die Chance da, Menschen einen guten Rat für ihre Gesundheit und für ihr Leben zu geben. Und das, geschätzte Leser, ist meine Passion: eine ständige Weiterentwicklung und lebenslange Aufgabe, der ich mich gern stelle.

Kapitel 1

Was sind Säuren und Basen?

In unserem Alltag kommen wir ständig mit Säuren und Basen in Berührung. Eine umfassende Definition dieser beiden Gegenspieler würde uns in die komplexe Chemikalienkunde entführen. Vertrauter sind uns Säuren und Basen, auch als Laugen bezeichnet, im Haushalt. Sauerkonserven sind in Essigsäure eingelegt, Milchsäure gibt Muttermilch und Quark den typisch säuerlichen Geruch, und Kohlensäure lässt Limonade sprudeln. Zugesetzte Säuren haben in Lebensmitteln überwiegend konservierende Eigenschaften, wirken als Säureregulatoren oder als *Antioxidans*. Zu den anorganischen Säuren zählen wir Schwefelsäure, Salpetersäure, Kohlensäure, Phosphorsäure. Als organische Säuren sind uns Ameisensäure, Apfelsäure, Zitronensäure, Sorbinsäure, Benzoesäure und Weinsäure geläufig. Salzsäure, Salpetersäure und Schwefelsäure sind die stärksten Säuren.

Haushaltsreiniger und Waschmittel bilden in Auflösung mit Wasser basische bzw. alkalische Lösungen. Von der Schmier- und Kernseife bis zum Abfluss- und Fensterreiniger reicht das Spektrum. Die bekannten Laugenbrezeln und -brötchen verdanken ihren Namen der Natronlauge. Damit sich die bräunlich glatte Krume und der typische Geschmack ergeben, bestreicht der Bäcker vor dem Backvorgang den Teig. Die Lauge reagiert beim Backen mit Kohlendioxid und wird zersetzt. Basen bilden die Carbonate Soda, Natron, Kreide, Magnesium, Dolomit, Kalium und Salmiakgeist.

In ihrer sichtbaren Wirkung verhalten sich Säuren und Basen ähnlich, unterscheiden sich allerdings deutlich in ihrer chemischen Funktion. Beide Substanzen können ätzend wirken und erfordern bei starken Lösungen entsprechende Schutzkleidung. Beispielsweise kann Essigsäure Kalk und Fette von Fliesen lösen, und das basische Natriumhydrogencarbonat ätzt verstopfte Abflüsse frei oder Lackfarben von Schränken.

Mit Wasser lassen sich Säuren und Basen verdünnen und in ihrer Wirkung abschwächen. Dabei gilt der alte Lehrsatz aus dem Chemieunterricht: »Erst das Wasser, dann die Säure, sonst geschieht das Ungeheure!« Beim Lösen von Säure in Wasser wird Energie frei. Das Wasser erhitzt sich so schnell, dass es schlagartig verdampft und konzentrierte Säure mitreißt. Dampf und unkontrolliert entweichende Säurespritzer können zu schweren Haut- und Augenverletzungen führen. Dieselbe Reihenfolge ist auch beim Verdünnen von Laugen einzuhalten.

Werden Säuren und Basen vermischt, können sie sich in ihren Wirkungen gegenseitig aufheben. Sie verhalten sich neutral, wenn der Neutralisationspunkt pH 7 erreicht wird. Aus zuvor zwei stark ätzenden Stoffen werden zwei völlig harmlose Verbindungen. Diese Eigenschaft macht man sich bei der Vernichtung von Gefahrstoffen zunutze. Bekannt ist das Experiment mit Salzsäure und Natronlauge. Die Wasserstoff-Ionen der Salzsäure und die Sauerstoff-Ionen der Natronlauge reagieren unter Wärmeentwicklung zu Wasser und Salz.

Der pH-Wert (potenzia hydrogenii): Kennzahl für die Konzentration der Wasserstoff-Ionen

In der chemischen Fachsprache definieren sich Säuren und Basen über ihren »ionischen Charakter«. *Ionen* sind elektrisch geladene Atome, die positive oder negative Ladungen aufweisen. Ein positiv geladenes Ion wird als *Proton (Kation)* bezeichnet und ein negativ geladenes Ion als *Anion*. Säuren enthalten positiv geladene Wasserstoff-Ionen *(H^+-Ionen)* und Basen negativ geladene Hydroxid-Ionen *(OH^--Ionen)*. In einer chemischen Reaktion findet ein Ladungsaustausch in beide Richtungen statt.

Der Wasserstoffanteil ist das kennzeichnende Element von Säuren. Deshalb bezieht sich die pH-Wert-Skala von 0 bis 14 auch auf die Wasserstoff-Ionen-Konzentration in wässriger Lösung. Die Abkürzung steht für *potenzia hydrogenii* = Kraft des Wasserstoffanteils. Die Skala dient demnach zur Darstellung des Säuregrades.

Von pH 0 bis 7 messen wir saure Flüssigkeiten. Der Neutralwert wird mit 7 markiert und bezieht sich beispielsweise auf Wasser bei 25 °C, weil hier gleich viel Säure- und Basenelemente vorliegen. Ab einem pH-Wert von 7 überwiegen die Sauerstoff-Ionen. Wir messen basische Flüssigkeiten. Die Zahlen ergeben sich aus einem *negativ dekadischen Logarithmus,* d. h. auf eine auf 10 bezogene Hochzahl wie z. B. 10^3 für 10 x 10 x 10 gleich 1000. Der Übergang von pH 7 auf pH 5 entspricht zwar nur zwei Werten, bedeutet jedoch eine 100 Mal, nämlich 10^2 höhere Säurestärke. Und umgekehrt entspricht der Sprung von pH 5 auf pH 9 einer zehntausendfachen Basenstärke.

pH-Ionen in mol/Liter

14	0, 000 000 000 000 01
13	0, 000 000 000 0001
12	0, 000 000 000 001
11	0, 000 000 000 01
10	0, 000 000 0001
9	0, 000 000 001
8	0, 000 000 01
7	0, 000 0001
6	0, 000 001
5	0, 000 01
4	0, 000 1
3	0, 001
2	0, 01
1	0, 1
0	1

pH-Werte bekannter Flüssigkeiten

Batteriesäure	0
Salzsäure 0,35%	1
Magensäure	2
Coca-Cola	3
Wein	4
Bier	5
Mineralwasser	6
Wasser	7
Darmsekret	8
Kernseife	9
Waschmittel	10
Ammoniak	11
Natronlauge	14

Der pK-Wert (Gleichgewichtskonstante): Kennzahl für die Berechnung der Pufferkapazität

Durch eine Verbindung aus einer Säure und einer Base bildet sich ein Salz. Als *Puffersystem* besteht das Salz aus einer schwachen Säure und einer starken Base. Wird in diese Lösung eine starke Säure gegeben, bildet das Salz mit der starken Säure ein neues Salz. Die zuvor schwache Säure aus dem Salz wird frei. Im Endeffekt wirkt sich die Zugabe einer starken Säure nicht so stark auf die Lösung aus, wie es zu erwarten wäre. Sie ist nur schwach sauer. Das Puffersystem funktioniert auch umgekehrt und kann starke Basen abfangen. Die Wirksamkeit des Puffersystems richtet sich danach, in welchem pH-Bereich sich das Molekül in der Lösung befindet.

Im Zusammenhang mit Säuren und Basen ist also nicht nur der Säuregrad von Bedeutung, sondern auch, bei welchem pH-Wert sich in einer Reaktion ein Gleichgewicht einstellt. Das ist jener echte Neutralpunkt, bei dem freie Säuren und

Basen gleichgewichtig im Verhältnis 1:1 vorliegen. Sind Hin- und Rückreaktionen gleich, bildet sich ein dynamisches Gleichgewicht. Die Konzentrationen und ihr Verhältnis zueinander bleiben konstant und werden mit der Kennzahl *pK-Wert* angegeben. Er ist bei jeder Lösung anders und wird als *Dissoziationskonstante* bezeichnet. Dies ist insofern für ein stabiles Säure-Basen-Gleichgewicht von Bedeutung, weil mit chemischen Puffern Säure- und Basenschwankungen abgefangen werden.

Unser Blut hat beispielsweise einen leicht basischen pH-Wert von 7,4, aber den Neutralwert pK 6,1. Bei diesem Wert liegen Säuren und Basen gleichgewichtig vor. Beim pH-Wert 7,4 überwiegt die Base 20-mal mehr als die Säure. Die Differenz zwischen 7,4 und 6,1 beträgt 1,3. Als logarithmischer Wert ergibt 10 hoch 1,3 exakt 20, das Verhältnis Basen zu Säuren im Blut beträgt also 20:1. Die Natur hat unser Blut also mit 20-mal mehr Basen ausgestattet, damit Säureattacken abgefangen werden und der pH-Wert konstant bleibt. Die Fähigkeit, Säuren abzupuffern, ist für unsere Gesundheit von entscheidender Bedeutung. Allerdings sind die Pufferreserven begrenzt.

Kapitel 2

Grundfunktionen der inneren Organe

Übersicht über den Stoffwechsel

Unser Organismus ist ein Energiesystem. In 70 Billionen Zellen wird in jeder Sekunde Energie produziert. Alle diese Zellen müssen mit Sauerstoff und Nährstoffen versorgt werden, damit sie ihre Funktion wahrnehmen können. Eine effiziente Energiegewinnung aus einer abwechslungsreichen und ausgewogenen Ernährung ist dabei ebenso wichtig wie der reibungslose An- und Abtransport von Verbrauchs- und Abfallprodukten.

Bei diesen Vorgängen vollzieht sich der eigentliche Stoffwechsel, das heißt, durch ständige chemische Reaktionen verändern sich Stoffe, die wir unserem Körper zuführen. Dazu sind Säuren und Basen sowie spezifische pH-Bedingungen in den inneren Organen notwendig. Im Zusammenhang mit einem intakten Säure-Basen-Haushalt lassen sich die wichtigsten Grundfunktionen des Stoffwechsels beschreiben.

Im Mund beginnt die erste Alkalisierung

Die mit der Nahrung zugeführten Nährstoffe – Kohlenhydrate, Fette, Eiweißstoffe, Vitamine, Mineralien und Spurenelemente – werden über den Mund aufgenommen. Bereits mit dem Zerkleinern der Lebensmittel beginnen die Verstoffwechselung und die Säure-Basen-Dynamik der Verdauung. Das pH-Wert-Milieu ist in jedem Verdauungsabschnitt unterschiedlich. Gutes Kauen regt die Zungen-, Unterkiefer- und Ohrspeicheldrüsen an, das Ferment *Amylase* zu produzieren. Im Mund beginnt auf diese Weise die erste *Alkalisierung,* denn der Speichel hat einen leicht basischen pH-Wert um 7,2.

»Gut gekaut ist halb verdaut«, lautet ein bekanntes Sprichwort. Das ist richtig, denn Kauen ist der erste Verdauungsprozess, quasi eine Vorverdauung. Je besser die Nahrung aufgespaltet wird, desto leichter wird Stärke in Zucker umgewandelt und desto leichter haben es danach die Organe Magen und Darm.

Der Magen als Säure- und Basenproduzent

Allgemein kennen wir den Magen nur als Säureproduzenten. Jeder von uns hatte schon mal saures Aufstoßen nach einer schweren Mahlzeit und weiß, wie sauer der Speisebrei durch die Salzsäure des Magens wird. Noch deutlicher ist die Säure bei Sodbrennen in der Speiseröhre zu spüren. Aber der Magen kann noch mehr: Er ist das einzige Organ, das sowohl Säuren als auch Basen im gleichen Verhältnis bereitstellt. Im Magen muss zwar ein sehr saures Milieu zwischen pH 1 und 3 vorherrschen, doch ist das Organ in der Lage, über die *Belegzellen* sowohl Salzsäure als auch das stark basische Natriumbicarbonat herzustellen. Diese Doppelfunktion der Belegzellen hat eine biochemisch entscheidende Aufgabe:
Wenn der eingespeichelte Nahrungsbrei den Magen erreicht, tötet der saure Magensaft Bakterien und Keime ab und spaltet mit dem Enzym Pepsin die Eiweißstoffe (Proteine). Das dazu notwendige Salz befindet sich in unserem Blut. Etwa 6 Gramm NaCl, also Kochsalz, sind die Idealmenge. Sie muss nicht isoliert über die Nahrung zugeführt werden, weil wir in Industrieländern eher ein Zuviel von diesem Mengenelement aufnehmen: durch »verstecktes«, raffiniertes oder gar jodiertes Salz.

Die Belegzellen bilden ca. 1 Liter Magensaft aus 0,5 Prozent Salzsäure, Kohlendioxid und Wasser. Gleichzeitig wird mit *Enzymen* und dem Spurenelement Zink Natriumbicarbonat gebildet. Während die Salzsäure bei der Verdauung verbraucht wird, geht die starke Base $NaHCO_3$ als Puffersubstanz in den Blutkreislauf und in die *basophilen Drüsen* über. Zu den basophilen (Basen anziehenden) Drüsen gehören die Organe Leber, Galle, Bauchspeicheldrüse und Dünndarm. Der Basensaft erreicht über den Blutkreislauf die Leber, wo er zur Bildung der Gallenflüssigkeit benötigt wird. Das Sekret der Gallenblase hat einen pH-Wert von ca. 7,5. Unsere Bauchspeicheldrüse braucht die Base zur Herstellung der Verdauungsenzyme *Lipase, Maltase* und *Trypsin*. Ihr pH-Wert schwankt zwischen 7,5 und 8,2.

Die Leber als zentrales Basenorgan

Die Leber ist ein biochemisches Zentrum und wichtiges Aufbereitungs- und Entgiftungsorgan. Sie arbeitet in zwei Schichten. Zwischen 14.00 Uhr und 2.00 Uhr werden Eiweiße und *Glykogen* aufgebaut und gespeichert; nachts werden sie wieder abgebaut, um dem Körper zur Energiegewinnung zur Verfügung zu stehen. Bei diesem Vorgang wandelt die Leber Kohlenhydrate *(Glukose)* in Speicherzucker (Glykogen) um. Wenn die Speicher gefüllt sind, werden aus Kohlenhydraten Fettdepots. Vormittags kümmert die Leber sich um die basische Gallenbildung und über Nacht um den Abbau von Stoffwechselsubstanzen. Die in der Gallenflüssigkeit enthaltene Gallensäure bereitet Fette für die Weiterverarbeitung in der Bauchspeicheldrüse vor.

Als Entgiftungsorgan kann die Leber Gärungsverbindungen und Fäulnis aus dem Darm durch chemische Prozesse unschädlich machen und für die Nieren zur Ausscheidung mit dem Harn vorbereiten. Für seine Fleißarbeit rund um die Uhr mit zeitlichen Höhen- und Tiefpunkten wird das gewichtige Organ mit einer reichlichen Durchblutung belohnt. Etwa 25 Prozent des Herzminutenvolumens stehen für die Leber bereit.

Der Darm in Harmonie mit Verdauungssäften und Bakterien

Nachdem der durchgeknetete saure Speisebrei den Magen passiert hat, wird er portionsweise durch den Pförtner in den Zwölffingerdarm geleitet. Darauf haben die Bauchspeicheldrüse und Gallenblase nur gewartet. Jetzt setzen sie zusammen mit den Zwölffingerdarmdrüsen (pH-Wert 8) ihre basischen Sekrete frei und neutralisieren die Nahrung. Eiweiße, Fette und Kohlenhydrate werden mit Hilfe verschiedener Fermente verdaut. Der Pförtner lässt erst dann wieder die nächste Portion aus dem Magen frei, wenn zuvor im Zwölffingerdarm eine vollständige Neutralisation stattgefunden hat. Diese kann sich verzögern, wenn die basischen Sekrete nicht ausreichen. Die vorverdaute Nahrung verbleibt dann zu lange im Magen, was sich mit Völlegefühl und Aufstoßen bemerkbar machen kann.

Ist das Milieu im Zwölffingerdarm zu sauer, werden Fette, Kohlenhydrate und Eiweiße unvollständig verdaut und erst im Dünndarm und Dickdarm komplett zerlegt. In der Folge entsteht eine abnorme Darmflora mit Gärung und Fäulnis, mit Verstopfung und Selbstvergiftung. Der Dünndarm ist normalerweise frei von Bakterien. Im Dickdarm, wo nichtverdauliche Stoffe durch Wasserentzug eingedickt werden, besteht eine Darmbakterienflora.

Die Nieren als Filterorgan

Die Nieren sind das Zentralorgan für den Säure-Basen-Haushalt und scheiden überschüssige Säure-Ionen wie Harnsäure und Kreatinin aus. Sie beeinflussen mit der Wasser- und Salzausscheidung den Blutdruck und filtrieren ununterbrochen unser Blut. Jeder Tropfen Blut durchfließt etwa alle 4 Minuten die Nieren. Nach dem Filtervorgang bleibt zunächst der *Primärharn* übrig, der das Blutplasma enthält. Dieser »erste« Harn fließt durch ein kilometerlanges Kanalsystem ins Blut zurück und gibt dort wichtige Mineralstoffe wieder ab. Dazu zählen Natrium, Kalium, Kalzium und Bicarbonat, das wir zum Abpuffern der Säuren benötigen. Zur Aufrechterhaltung des Säure-Basen-Haushaltes reagieren die Nieren flexibel. Sinkt der Blut-pH-Wert geringfügig, wird Bicarbonat resorbiert, also »zurückgeholt«. Ist der Wert leicht erhöht, wird das filtrierte Bicarbonat teilweise über den Urin ausgeschieden.

Als weitere Methode, um Säuren aus dem Körper loszuwerden, können die Nieren Aminosäuren abbauen. Das dabei frei werdende basische Ammoniak verbindet sich mit den H^+-Ionen der Harnsäure, der Schwefelsäure und der Phosphorsäure.

Besonders der Abbau von tierischem Eiweiß belastet das Filterorgan. Eine gesunde Niere erkennt, welche Stoffe aus dem Blut ausgeschieden werden müssen. Sie kann saure und giftige Substanzen bis zu einem pH-Wert von 4,4 ausleiten. Die Ausscheidungskapazität ist quantitativ beschränkt und liegt bei 100 mmol H^+-Ionen pro Tag.

Wenn innerhalb eines kurzen Zeitraums große Mengen Säuren gelöst werden, registrieren die Nieren eine zu hohe Säurekonzentration. Die Ausscheidung wird gestoppt, damit die empfindlichen Harnwege nicht durch die Säureeinwirkung beeinträchtigt werden. Reichliches Trinken verdünnt die Säurekonzentrationen und senkt die Ausleitungssperre.

Das Blut als Transportmittel

Bei einem erwachsenen Menschen fließen ca. 6 Liter Blut in den Adern. Es besteht aus *Erythrozyten, Leukozyten, Thrombozyten* und Gerinnungsfaktoren. Mit unserem Blut werden Sauerstoff, Kohlendioxid und das gesamte Spektrum der Nährstoffe transportiert. Das Blut führt alle Nährstoffe hin zu und alle Stoffwechselendprodukte weg von den Zellen. Auch unsere Botenstoffe, die Hormone, benutzen das Blutkreislaufsystem. Es ist für die Wärmeregulation des Körpers und für die Immunabwehr mitverantwortlich. Diese Aufgaben erfüllt das Blut aber nur dann, wenn der pH-Wert in einem ganz engen Korridor zwischen 7,35 und 7,45 konstant bleibt.

Nur geringfügige Verschiebungen innerhalb dieser Bandbreite sind möglich, wenn es nicht zu gravierenden Störungen des Stoffwechsels und des Bewusstseins kommen soll. Werte unter oder über diesem Bereich können sich sogar tödlich auswirken. Beim Absinken des Blutwertes auf den Neutralpunkt pH 7 steht der Herzmuskel still. Andererseits führt eine hohe Atemtätigkeit *(Hyperventilation)* durch psychische Krankheit oder Schockzustand zu einem Anstieg auf über pH 7,5, und dieser führt wiederum zu Krämpfen, Koma und im Extremfall zum Tod.

Um die in seiner Funktion als Transportorgan und durch Lebensweise hervorgerufenen Schwankungen des Blut-pH-Wertes auszugleichen, stehen mehrere unentbehrliche Puffersysteme bereit. Sie teilen sich wie folgt auf:

Bicarbonat 53 Prozent
Hämoglobinat 35 Prozent
Proteinat 7 Prozent
Phosphat 5 Prozent

Entscheidend als Säurepuffer wirken sich Bicarbonat und Hämoglobinat aus, welches im direkten Zusammenhang zu unserem roten Blutfarbstoff Hämoglobin steht. Dieser Gehalt wird bei jeder normalen Blutuntersuchung gemessen. Liegt er über dem Normalwert von 7,4, darf eine latente Übersäuerung unterstellt werden. Die roten Blutkörperchen verlieren an Elastizität, werden starrer in ihrer Beweglichkeit und fließen zäher durch die feinsten Blutgefäße. Äußere Bereiche des Organismus werden schlechter durchblutet. Hämoglobin benötigt ausreichend Eisen, Vitamin B_{12} und Folsäure. Dennoch lässt sich aus dem pH-Wert des Blutes allein der Säure-Basen-Status nicht beurteilen. Wegen des Fließgleichgewichtes kann das Blut gepuffert sein, während hohe Säurekonzentrationen ins Bindegewebe abgeschoben wurden.

Die Lunge als Regulator

Sauerstoff ist die Grundlage allen Lebens. Der Mensch atmet mit jedem Atemzug etwa einen halben Liter Luft ein und aus. Täglich fließen ca. 10 000 Liter Luft durch die Lungenflügel. Die Zusammensetzung der Luft wird Sie möglicherweise überraschen: Stickstoff ist mit ca. 78 Prozent der Hauptbestandteil, weit vor dem Sauerstoff mit ca. 21 Prozent. Das restliche 1 Prozent teilen sich einige Edelgase. Über den Blutkreislauf gelangt der Sauerstoff durch den Körper bis zu jeder Zelle. Aus Stoffwechselprozessen entsteht Kohlendioxid (CO_2) als Abfallprodukt, das über das Blut zurück zur Lunge gelangt und ausgeatmet wird. Pflanzen benötigen das Kohlendioxid für die *Photosynthese* und wandeln es wieder zu Sauerstoff um.

Auf den Säure-Basen-Haushalt bezogen, ist die Lunge für die Ausscheidung flüchtiger Säuren zuständig. Ihre Substanzen lösen sich »in Luft auf« und stammen hauptsächlich aus dem Abbau schwacher organischer Säuren. Zitronensäure, Oxalsäure, Essigsäure und Buttersäure werden in Kohlendioxid umgesetzt und als Kohlensäuregas ausgeatmet.

Kapitel 3

Die Bedeutung des Bindegewebes

Das Bindegewebe durchzieht den ganzen Körper, umgibt alle Organe und verbindet Billionen von Körperzellen miteinander. Es wird auch *Mesenchym* genannt und besteht biochemisch betrachtet aus einer Sol-artigen Grundsubstanzflüssigkeit, aus kollagenen Fasern, Fasern des Nervensystems, *Osteoblasten* (Knochenbildner), *Hämozytoblasten* (Blutzellenbildner) und *Makrophagen* (Fresszellen). Diese Stoffe bilden ein Molekularsieb, durch das der gesamte Energieaustausch von den feinsten Blutgefäßen zu den Zellen muss. Keine einzige Organzelle hat einen direkten Anschluss an eine feine Blutader. Die Verästelungen der feinen Adern *(Kapillaren)* enden vielmehr in der Bindegewebsflüssigkeit. Von hier aus fließen die Nährstoffe und der Sauerstoff durch eine *Membran* zu den Zellen. Abbauprodukte aus unseren Zellen müssen ebenso durch das extrazelluläre Gewebe zurück zu den Blut- oder Lymphgefäßen.

Bindegewebe als Zwischenlager von Säuren

Das Bindegewebe trägt entscheidend zur Säure-Basen-Regulation bei. Wenn einzelne Organe eine Säureflut nicht abfangen können und die jeweiligen Puffersysteme überlastet sind, müssen Säuren trotzdem neutralisiert werden. Der Körper muss sein Transportmedium Blut so rein wie möglich halten, weil sein erlaubter pH-Wert so enge Grenzen hat. Steigen die Säurekonzentrationen an, werden sie zwar in einem gewissen Rahmen im Blut gepuffert, aber gleichzeitig wird unterwegs Säure abgegeben.

Nach der »Hierarchie der Gewebe« schlägt jetzt die Stunde des Bindegewebes. Säurehaltige Substanzen werden aus dem Blutkreislauf genommen und in der weniger empfindlichen Grundsubstanzflüssigkeit zwischengelagert. Mit der nächsten »Basenflut«, erzeugt durch Natriumbicarbonat aus den Belegzellen des Magens, werden sie wieder aus der Grundsubstanz gelöst und über Niere und Darm ausgeschieden.

Die gerade genannte »Hierarchie der Gewebe« beschreibt ein Naturgesetz, welches besagt, dass eine Rangfolge zwischen weniger wichtigen und höherwertigen Organen und Geweben besteht. Im Anfangsstadium werden die Regionen mit Säuren belastet, die am wenigsten Widerstand leisten oder auf die der Körper am ehesten verzichten kann. Später folgen die Hauptorgane.

Normale Aufbau- und Abbauphase

Zur Energiegewinnung versorgen wir uns am Tag mit Nährstoffen. Die Leber empfängt, verteilt und entgiftet die Nahrung über den Blutkreislauf. Dabei entstehen immer Säuren. Flüchtige Säuren atmen wir sofort als Kohlendioxid ab. Andere Säuren verlassen über die Nieren den Organismus. Überschüssige Säuren werden im Bindegewebe geparkt. Nachts wechselt die Phase von der Nährstoffzufuhr hin zum Stoffabbau. Leber und Nieren arbeiten nun im Verbund zusammen und sorgen für einen Abbau der Stoffwechselsäuren aus der Grundsubstanz. Diese wird nach und nach basischer und nimmt ihre *kolloidale Struktur* als Sol an. Der Morgenurin ist genau aus diesem Grund sauer und sollte einen pH-Wert von unter 6,8 haben. Nach diesem Rhythmus arbeitet unmerklich das Säure-Basen-System.

Mineralienraub als Selbstschutz

Ist die zuvor beschriebene Selbstregulation des Säure-Basen-Haushaltes erschöpft, steht dem Körper noch ein zweites »Notprogramm« zur Verfügung. Dabei geht es immer darum, alle lebenswichtigen Organfunktionen und die überlebenswichtige pH-Regulation im Blut aufrechtzuerhalten. Stehen über die Ernährung zu wenig basische Mineralien bereit und/oder reichen die frei zirkulierenden Basenreserven nicht aus, bedient sich der Körper aus seiner eigenen Substanz. Zur Aufrechterhaltung des Säure-Basen-Status raubt er basische Mineralien aus den natürlichen Mineraldepots: Fingernägel, Haare, Zähne, Sehnen und Knochen. Kalzium, Kalium und Magnesium werden nun als Säurepuffer herangezogen. Die überschüssigen Säuren, die wegen Überlastung der Organe nicht ausgeschieden werden konnten, lagern sich anschließend als gebundene Salze im Bindegewebe ab. Diese Neutralsalze, volkstümlich »Schlacken« genannt, sind nur schwer löslich.

Mit diesem Selbstschutzprogramm sichert der Körper unser Überleben. Der »Raub« gibt sich aber in Form von brüchigen Fingernägeln, Haarausfall, Karies, Arthrose und Osteoporose zu erkennen. Deshalb können diese Symptome auf eine gestörte Säure-Basen-Balance hindeuten.

Ein gesunder Organismus wird mit einem gelegentlichen kräftigen Säurestoß problemlos fertig. Schwieriger wird es, wenn der Körper ständig übersäuert ist. Dann wird aus dieser von der Natur klug eingerichteten Zwischenlösung ein Dauerzustand. Säuren verhärten und setzen sich in der Bindegewebsflüssigkeit fest.

Die medizinische Erforschung des Bindegewebes

In der Schulmedizin galt lange Zeit die Zelle als kleinster Baustein des Organismus. Man ging von einer direkten Verbindung des Gefäßsystems zur Zellemembran aus und bewertete diese als funktionelle Grenze zwischen Extra- und Intrazellulärraum. Anfang der Fünfzigerjahre erkannte der österreichische Arzt Alfred Pischinger (1899–1983) die Flüssigkeit des Bindegewebes als wichtigstes Medium für einen gesunden Stoffwechsel. Sie steuert in ihrem situationsabhängigen Aufbau die gesamte Information zu jeder Zelle, so dass die Zelle nur in Abhängigkeit vom umgebenden Milieu ihre genetisch bedingte Reaktionsfähigkeit entfalten kann. Die elektromagnetische Verständigung der Zellen untereinander und die Weiterleitung von Nervenimpulsen erfolgen über diese Grundsubstanz.

Aufgelöste Mineralsalze verleihen dem »Bindegewebswasser« seine Leitfähigkeit. Im gesunden Zellmilieu lässt sich eine leicht negative Ladung mit < 50 mV messen. Der pH-Wert liegt um 7,4 im leicht basischen Bereich. Die korrekte Mineralsalzzusammenstellung dieses Zwischenraumes ist verantwortlich für Informationen, die die Zelle erreichen und Einfluss auf ihr Verhalten nehmen können. Jeder Stoffwechselvorgang und jeder Reiz muss schließlich in letzter Instanz die vorliegende Zwischenzellsubstanz überwinden. Seit der Erforschung des sogenannten »Unspezifischen« nach Pischinger spricht man in Fachkreisen auch von der *Grundsubstanz-Matrix nach Pischinger* oder vom System der Grundregulation.

»Schaut nicht auf das Blut, schaut auf das Zellmilieu, die Umgebung, in der der Mensch lebt.« (Prof. Alfred Pischinger)

1961 beschrieben die damals an der Universität Münster tätigen Professoren Dr. med. Werner H. Hauss (1908–1996) und der Notfallmediziner Dr. med. Gerhard Junge-Hulsing (1929–1997) unabhängig von Professor Pischinger, dass die *Transmitterfunktion* der Zwischenzellsubstanz durch deren Zustand sehr beeinflusst wird. Hauss schuf zur Erklärung der Distanzen zwischen den Zellen und Kapillaren den Begriff der Transitstrecke. Seit den Siebzigerjahren wird die Funktion des Bindegewebes von dem Biologen Prof. Dr. Hartmut Heine erforscht. Er betreibt Grundlagenforschungen über die Netzstruktur der von Bindegewebszellen produzierten Grundsubstanz. Seit 1987 gibt es die von Heine gegründete »Gesellschaft für Matrixforschung«.

Da die Grundsubstanz des Bindegewebes den Organismus zusammenhängend durchzieht, reagiert eine gestörte Grundsubstanz nicht nur lokal, sondern allgemein auf den Gesamtorganismus. Aufgrund des hohen Einflusses des mesenchymalen Bindegewebes wird in der Ganzheitsmedizin das Dreiersystem Kapillare, Grundsubstanz und Zelle als kleinste funktionelle Einheit gesehen. Die Vorgänge in diesem System folgen einem rhythmischen zellulären und extrazellulären Zusammenspiel. Es herrschen ein Sauerstoffüberschuss und eine normale Zellteilung vor. Die Immunabwehr ist intakt.

Als Ursache für klinisch objektivierbare Symptome sowie für chronisch verlaufende unspezifische Symptome muss eine krankhaft *(pathologisch)* veränderte Grundsubstanz mit in Betracht gezogen werden. Es muss also das Ziel sein, den »Pischinger-Raum« in seinem physikalischen Gleichgewicht zu halten.

Was ist unter Verschlackung zu verstehen?

Der akademische Streit der Gelehrten begann schon vor 100 Jahren mit dem österreichischen Arzt Dr. Franz Xaver Mayr (1875–1965). Er begründete seine therapeutischen Erfolge damit, den übersäuerten Körper durch Fastenkuren zu entgiften. Über Jahrzehnte hat die Schulmedizin die Übersäuerung *(Azidose)* bestritten. Sie befasste sich allerdings hauptsächlich mit den Organfunktionen und berücksichtigte in der Diagnostik und Therapie nicht den Zustand des Bindegewebes. Klassische Mediziner beriefen sich in ihrer Argumentation auf den konstanten Blut-pH-Wert und auf die normale Säure-Basen-Regulation der Organe. Das Verdienst von Pischinger war es, dass zunächst überwiegend Heilpraktiker und naturheilkundlich orientierte Ärzte die Bedeutung des Zellzwischenraumes erkannten. Seine Grundlagenforschungen wurden auf klinischer Ebene von bekannten Ärzten wie Dr. med. Felix Perger (1921–1993) und Prof. Lothar Wendt (1907–1989) umgesetzt.

»Die Säure ist das Zellgift schlechthin« (Dr. Franz Xaver Mayr). Vereinfacht formuliert, sind Schlacken aus Säuren entstandene Neutralsalze. Sind mehr Neutralsalze im Körper, als ausgeschieden werden können, dann entstehen Ablagerungen in der extrazellulären Matrix. Schlacken können aus physiologischen Rückständen des Stoffwechsels, aus eingekapselten Infektionsherden, abgestorbenen Zellen, dicken Schleim- und Entzündungsresten, aus Kalk, Cholesterin, Eiweiß, Fett- und Säureverbindungen und Medikamentenresten bestehen. Mit der üblichen Durchschnittsernährung wird der Organismus täglich mit einem Säureüberschuss von 50–100 mmol belastet. Ist die Grundsubstanz aber mit totem Ballast blockiert, der nicht mehr aktiv am Stoffwechsel teilnimmt, bzw. von Schlacken verdichtet, dann verändert sich die Bindegewebsflüssigkeit von einem Sol-Zustand in einen Gel-Zustand. Pischinger sprach nicht von Verschlackung, sondern nannte diesen schleichenden Prozess »Verdichtung der extrazellulären Matrix«.

Übersäuerung entsteht durch
- Denaturierte Nahrung und Genussmittel
- Zu wenig Sauerstoff
- Unvollständige Verbrennung
- Gärung und Fäulnis im Darm
- Zu wenig Mineralstoffe und Spurenelemente
- Umweltgifte
- Bewegungsmangel
- Anaerobe Sportarten
- Schlafmangel
- Stress, Ärger, Hektik
- Reizüberflutung

Alle toxischen Reize werden vom Bindegewebe registriert und addiert. Die Gewebsflüssigkeit vergisst nichts. Die Informationen von Giftstoffen, die in den Körper gelangen, werden abgespeichert und sind sogar dann noch vorhanden, wenn dieser Stoff nicht mehr materiell vorzufinden ist und bereits wieder ausgeschieden wurde. Die Grundsubstanz ist der Resonanzboden für alle Wechselwirkungen im Organismus. Sie kann sich bis zu einem gewissen Grad selbst regulieren. Störungen zeigen sich über das optische Erscheinungsbild eines Menschen oder über Krankheiten, die als Ergebnis einer Azidose zu begreifen sind. Letztendlich bestimmt der Zustand des Bindegewebes, das Milieu der Zellen, unsere Gesundheit und unseren Alterungsprozess.

Alterungsprozesse

Der physische Alterungsprozess ist im Prinzip nichts anderes als eine Anhäufung nicht ausgeschiedener Schlacken. Zu dieser Feststellung addiert sich ein weiterer wichtiger Faktor, den ich bei der Beschreibung des Stoffwechsels unterschlagen habe: In unserem Körper finden zwei Vorgänge gleichzeitig statt, nämlich die *Reduktion* und die *Oxidation*. Prozesse des Zellaufbaus und der Zellerneuerung nennt man Reduktion. Oxidation dient der Energiegewinnung in den Zellen durch Verbrennung. Dazu ist Sauerstoff notwendig. Die in der Reduktion aufgebauten biologischen Strukturen werden wieder zerstört.

Aber bei jeder Verbrennung entstehen wiederum Ablagerungen. Biochemisch und biophysikalisch ist die Oxidation für das Altern verantwortlich. In der Jugend dominieren die Reduktionsvorgänge; mit zunehmendem Alter entsteht ein Ungleichgewicht in Richtung Oxidation. Das Gemeine ist nur, dass der Alterungsverlauf bei kaum einem anderen Lebewesen so eklatant verläuft, wie er bei uns Menschen zu beobachten ist. Dennoch bleiben manche Menschen länger jung und gesund, während andere vorzeitig altern und/oder krank werden. Woran kann das liegen?

Freie Radikale und Antioxidanzien

Freie Radikale sind keine Erfindung der Industrie, die ihre Produkte verkaufen will. Sie sind jedoch nicht ausschließlich schädlich, wie oft in der Werbung behauptet wird. Um freie Radikale zu verstehen, müssen wir uns noch einmal mit dem Atmungssauerstoff befassen.

Wir benötigen Sauerstoff, um die Verbrennung der Nährstoffe in den Zellen bei 37,5 °C zu ermöglichen. Der reaktionsträge Atmungssauerstoff muss dazu mit Hilfe von vitamin- und spurenelementhaltigen Enzymen in eine biologisch verwertbare Form überführt werden.

Die Aktivierung der Sauerstoffstufen, freie Radikale genannt, ermöglicht erst den Energiegewinn: ohne freie Radikale keine Nährstoffverbrennung. Ein Zuviel davon greift allerdings unsere Zellen an und beschleunigt eine frühzeitige Alterung. Dem Sauerstoffmolekül fehlt an der äußeren Hülle ein einzelnes Elektron. Deshalb raubt es dieses fehlende Elektron aus einem Baustein der Zellhülle. Dieser Elektronenraub löst eine Kettenreaktion aus, die empfindliche Gewebestrukturen zerstören kann. Eine einfache Vorstellung liefert uns ein Bild: Ohne Sauerstoff zündet kein Holz im Kamin. Erzeugen wir aber einen zu starken Sauerstoffzug im Schacht, dann lodert und funkt es unkontrolliert.

Zur Bändigung der freien Radikale hat uns die Natur glücklicherweise einen Gegenspieler geschenkt. Vor dem Zuviel an »wildem« Sauerstoff schützen uns *Antioxidanzien*. Sie können die räuberischen freien Radikale bändigen, indem sie ihnen das fehlende Molekül geben, bevor sie es sich anderswo holen. Nach der Plazierung des Elektrons verliert das freie Radikal seine Aggressivität. Allerdings müssen Antioxidanzien und Nährstoffe zur Bildung körpereigener antioxidativer Enzyme täglich und ausreichend zugeführt werden. Mineralien, Vitamine und Spurenelemente in pflanzlich gebundener Form enthalten Antioxidanzien wie Kupfer, Mangan, Zink, Selen, Vitamin C und Vitamin E als natürliche, bioverfügbare Baustoffe.

Kapitel 4

Messmethoden und Diagnostik

Abstufungen der Übersäuerung *(Azidose)*

Die Erdoberfläche ist zu 70 Prozent mit basischem Meerwasser (pH bis 8,5) bedeckt. Auch der Mensch besteht bis zu 70 Prozent aus wässrigen Lösungen mit pH 7,4 (Blut und Bindegewebsflüssigkeit). Das richtige Verhältnis von Säuren und Basen ist für alle Lebewesen, für den Erdboden mit seinen Mikroorganismen, für Tier und Mensch überlebenswichtig. Technischer Fortschritt, Umwelteinflüsse und veränderte Lebensbedingungen und Lebensweisen können zu einer Verschiebung des Säure-Basen-Gleichgewichts hin zum Sauren führen. Der Schweregrad einer Übersäuerung lässt sich in verschiedene Abstufungen einteilen.

Gesunde Zellen, Organe und Grundsubstanz

Ist Gesundheit ein relativer Zustand mit unendlichen Abstufungen? Fühlen Sie sich bei relativ guter oder schlechter Gesundheit? Kennen Sie einen vollkommen gesunden Menschen? Bei einem kerngesunden Menschen sind die Grundregulationen Wasser-, Sauerstoff-, Mineralstoff-, Licht- und Säure-Basen- Haushalt in einem optimalen Zustand. Alle anfallenden Säuren können mit basischen Elementen neutralisiert werden. Die Puffersysteme arbeiten auch bei einer kurzfristig starken Übersäuerung einwandfrei und verfügen über ausreichende Reserven. Alle Organe sind perfekt aufeinander eingestellt. Die Ausscheidungsorgane Lunge, Nieren, Darm und Haut funktionieren optimal. Auf keiner Ebene ist etwas Krankhaftes feststellbar.

Dieser Idealzustand ist selten. Neugeborene haben ihn von Natur aus, vorausgesetzt, die Mutter achtete auf ihre Gesundheit und die Schwangerschaft verlief unter idealen Säure-Basen-Gesichtspunkten.

Latente Übersäuerung

Das erste Stadium einer Übersäuerung ist latent, also verborgen oder versteckt. Alle pH-Werte sind unverändert, der Betreffende gilt als gesund. Die Pufferkapazität wird allerdings in Anspruch genommen, und zur Säurekompensation mindern sich die Mineralstoffspeicher. Die latente Übersäuerung äußert sich meist mit leichten Befindlichkeitsstörungen wie Müdigkeit trotz erholsamen Schlafs, Leistungsschwäche, Unkonzentriertheit, Magendruck, Verdauungsbeschwerden und schlechter Durchblutung. Die Bindegewebsflüssigkeit füllt sich unmerklich mit sauren *Valenzen,* die über die normale Auf- und Abbauphase nicht mehr den Körper verlassen. Der Säure-Basen-Haushalt gerät leicht aus dem Gleichgewicht.

Diesen »Normalzustand« repräsentieren in unserer Gesellschaft über 80 Prozent der Bevölkerung. Die latente Übersäuerung ist die am häufigsten vorkommende Form. In dieser Phase zeigt eine Entsäuerungsmaßnahme die schnellste Wirkung und verhindert ernsthafte Folgen für die Gesundheit.

Akute Übersäuerung

Bei einer akuten Übersäuerung versucht der Organismus, verstärkt Säuren und Toxine über Nieren und Darm loszuwerden. Erbrechen oder Durchfall sind im Prinzip extreme Entschlackungsmaßnahmen, die der Körper initiiert, um sich selbst von Ballast zu reinigen. Auch grippale Infekte, Fieber und Entzündungen zählen zur Selbsthilfe. So hat jeder Schnupfen seinen Vorteil, weil sich »verdichtete« Schleimhäute lösen und die Atemwege frei werden. Bis zur Gesundung nimmt der Organismus seine eigenen Puffersysteme voll in Anspruch, um die Säureflut zu kompensieren. Die akute Übersäuerung ist zeitlich befristet, weshalb man in Fachkreisen auch von einer temporären oder kompensierten Azidose spricht.

Arbeiten die Abwehrkräfte und reichen die Basenreserven, so reguliert sich das Säure-Basen-Gleichgewicht wieder. Offenbart das Immunsystem nach der Ausscheidungsphase aber Schwächen, so reichert sich das Bindegewebe weiter mit Schlacken an. Der Teufelskreis nimmt seinen Anfang. Der Körper muss immer mehr Energie für die Neutralisation überschüssiger Säuren aufwenden. Der Immunstatus sinkt, die Anfälligkeit für neue Infektionen steigt. Die Störungen manifestieren sich im extrazellulären Bereich und betreffen noch nicht den intrazellulären Raum. Unterbleiben basenbildende und abwehrstärkende Maßnahmen, so kann sich aus der anfangs zeitlich überschaubaren eine dauerhafte Übersäuerung entwickeln.

Chronische Übersäuerung

Unser Organismus ist mit zahlreichen Sicherungs- und Schutzfunktionen ausgestattet. Bis Krankheiten auftreten oder der Säure-Basen-Haushalt wirklich aus den Fugen gerät, muss man sich schon wider alle Vernunft und Selbstachtung anstrengen. Hält die Lebenssituation über Jahre an, entsteht aus einer latenten Übersäuerung eine chronisch-*metabolische* Azidose.

Doch in der Rückbetrachtung über einen langen Zeitraum zeigt sich, dass viele Menschen die Signale einer latenten und akuten Übersäuerung tatsächlich ignorieren. Ein übersäuerter

Körper ist grundsätzlich für alle typischen Zivilisationskrankheiten anfälliger. Im Prinzip lassen sich die vielen Symptome und Krankheitsbilder auf zwei Ursachen zurückführen: Vergiftung und Verdichtung der extrazellulären Flüssigkeit. Davon leiten sich die meisten »sauren« Leiden ab.
In der Phase der chronischen Übersäuerung ist der Ausscheidungsversuch gescheitert. Es bilden sich z. B. Ablagerungen in Form von Altersflecken, Cellulite und kristallinen Strukturen in Galle, Niere, Blase oder Gelenken. Die steinharten Verdichtungen sind noch gutartig. Je nach Veranlagung entstehen Entzündungs-, Entmineralisierungs-, Ablagerungs- und Ausleitungskrankheiten. Häufig reagiert der Körper mit Entzündungen, die auf unmittelbare Einwirkung starker Säuren zurückzuführen sind. Diese Krankheiten führen meist in ihrem Namen die Endsilbe -itis. Stellvertretend nenne ich hier *Gastritis* (Magenschleimhautentzündung), *Kolitis* (Dickdarmentzündung), *Arthritis* (Gelenkentzündung).

Die Gruppe der Entmineralisierungskrankheiten steht für körperlichen Substanzverlust. Die Nahrung ist unausgewogen und reicht nicht aus, um das Säure-Basen-Gleichgewicht stabil zu halten. Um dauerhaften Säureüberschuss zu neutralisieren, ist der Körper gezwungen, seine eigenen Puffersysteme abzubauen. Zwecks Säureneutralisation werden Mineralien aus dem Haarboden, Gefäßsystem, aus Knochen und Gelenken entzogen. Die Krankheiten heißen *Arteriosklerose, Osteoporose und Parodontose.*
Wenn die Ausscheidungsorgane Niere, Darm und Lunge durch die Säurebelastung ständig überfordert werden, übernimmt bei Ausleitungskrankheiten die Haut diese Funktion. Überschüssige Säure wird nach außen über die Haut abgegeben. Für die inneren Organe und für das Bindegewebe bedeutet dies einen großen Entlastungseffekt. Was auf den ersten Blick sinnvoll und schonend erscheint, kann aus kosmetischer Sicht

belastend sein. Akne, Ekzeme, Neurodermitis, Psoriasis und Pilzbefall deuten auf eine stark saure Stoffwechsellage hin.

Zur Behandlung der verschiedensten Krankheiten werden meist anorganische Medikamente verordnet, die die Symptome unterdrücken und mehr oder weniger Linderung herbeiführen. Sie werden unvollständig verstoffwechselt, setzen saure Valenzen frei, lagern sich teilweise in der Matrix ab und fördern die Übersäuerung. Die eigentliche Ursache bleibt häufig unberücksichtigt. So werden aus chronisch übersäuerten Menschen chronische kranke Patienten gemacht.

Lokale Übersäuerung

Bei der lokalen Azidose kann der Körper die Säureflut nicht bewältigen und das Blut säurefrei halten. Im Gehirn und Herzen verringert sich die Durchblutung, oder der Blutstrom kommt plötzlich zum Stillstand. Der pH-Wert fällt unter 7,35. Die verminderte Fließfähigkeit und Blutgerinnsel führen zu Schlaganfall oder Herzinfarkt. Ursache ist azidotische *Erythrozytenstarre,* d.h., die roten Blutkörperchen werden im sauren Blut starr und blockieren den Blutstrom. Das Gewebe stirbt aufgrund von Sauerstoffmangel und Säurebildung sofort ab. Dieses lebensbedrohliche Stadium, auch als *Dekompensierte Azidose* bezeichnet, kommt oft »aus heiterem Himmel«. Dank der Fortschritte in der Notfall- und Intensivmedizin kann das Leben vieler Menschen, die einen Schlaganfall oder Herzinfarkt erlitten haben, heute gerettet werden.

Tödliche Übersäuerung

Versagen die wichtigsten Organe, die den Säure-Basen-Haushalt regulieren, dann werden alle Körperzellen mit Säuren überflutet und sterben ab. Sofort tödlicher Gchirn- oder Herzinfarkt, Nierenversagen und Zuckerkoma stehen für den Zusammenbruch.

Die Alkalose – das Gegenteil der Übersäuerung

Eine Alkalose bezeichnet eine übermäßige basische Stoffwechsellage und Säure-Basen-Störung mit einem Anstieg des Blut-pH-Wertes auf über 7,45. Ein Basen-Übergewicht wirkt sich sofort aus und zieht ernsthafte Folgen nach sich. Die Alkalose ist ziemlich selten und bei einer basischen Ernährung nahezu ausgeschlossen.

Medizinisch unterteilt man die Alkalose in eine respiratorische (mit Basenmangel) und eine metabolische Alkalose (mit Basenüberschuss). Die Ursachen für die respiratorische Alkalose liegen im neurologischen Bereich der Atmungsorgane durch Hyperventilation. Diese wiederum hat ihren Auslöser in einer schweren Schockeinwirkung, durch Trauma, Angstzustände und Fieber. Die pH-Erhöhung wird wahrscheinlich durch eine ständige Gegenregulation wegen zu starker Kohlendioxid-Ausatmung verursacht. In diesem Zustand muss beruhigend auf den Patienten eingewirkt und die Atemfrequenz bewusst kontrolliert werden.

Die metabolische Alkalose kann durch starkes Erbrechen mit viel Säureanteil ausgelöst werden. Der Körper verliert zu große Mengen an Säure. Das Ungleichgewicht muss mit einer Infusion ausgeglichen werden. Eine übermäßige Zufuhr von Natriumbicarbonat, Zitrat und Laktat kann den Säure-Basen-Haushalt ebenfalls aus den Fugen bringen und einen Basenüberschuss bewirken. Deshalb sollten Sie Basenpräparate nur nach Vorgabe oder nach Absprache mit Ihrem Arzt einnehmen.

Messmethoden

Während die Schulmedizin sich für das in den Brunnen gefallene Kind interessiert, nämlich für den Patienten mit chronischer Azidose und chronischen Krankheiten, steht der Naturheilkunde das Verdienst zu, die Übersäuerungsproblematik entdeckt zu haben. Wenn es um objektive Messmethoden geht, so gibt es kein hundertprozentig sicheres Verfahren. Die Messung im Blut, im Urin und im Speichel spiegelt uns nur eine Momentaufnahme wider, die davon abhängig ist, was wir kurz zuvor gegessen haben und wie der Stoffwechsel damit umgeht. Wie stark die Ablagerungen in unserem Bindegewebe sind, lässt sich messtechnisch nur schwer darstellen. Dennoch gehe ich an dieser Stelle auf einige Methoden ein.

pH-Wert-Profil des Harns

Die wohl am häufigsten praktizierte Methode ist diejenige, bei der mit *Indikatorpapier* der pH-Wert des Urins gemessen wird. Ein pH-Indikator ist ein Farbstoff, der durch eine Veränderung der Farbe anzeigen kann, ob eine wässrige Lösung sauer oder alkalisch reagiert. Als Teststreifen sind Universalindikatorpapier und Lackmuspapier üblich, weil bei diesen beiden Anzeigern die Farbe Blau für die Alkalität und die Farbe Rot für Säure steht.

Selbstmessungen des Mittelstrahlurins sind jedoch relativ ungenau und lassen nur eine tendenzielle Aussage zu. Die Ungenauigkeiten liegen zum einen in der Streuung der Teststreifen, die von verschiedenen Firmen angeboten werden, zum anderen in der Interpretationsfähigkeit der ermittelten Werte.

Es kommt nicht selten vor, dass ein naturheilkundlich orientierter Arzt den vom Patienten mitgebrachten Morgenurin einmal misst, logischerweise und hoffentlich einen sauren

Wert feststellt und aufgrund dessen das Pauschalurteil »Sie sind übersäuert« fällt. Eine solche Messung allein sagt über den Säure-Basen-Haushalt aber nichts aus. Häufig werden Säure-Ängste geschürt statt objektiv erfasst.

Da die Ermittlung mit dem Lackmuspapier so weit verbreitet ist und Teststreifen Säure-Basen-Produkten oftmals beigefügt sind oder als Zusatzverkauf angeboten werden, erkläre ich an dieser Stelle nachfolgend das richtige Prozedere, um verlässliche Aussagen über den Säurestatus machen zu können.

So erstellen Sie ein Tagesprofil

Zur Erstellung eines aussagefähigen Status wird über einen Zeitraum von einer Woche der genaue Verlauf der pH-Werte im Urin benötigt. Dazu legen Sie einen Kontrollbogen an. Wegen der natürlichen Säure-Basen-Schübe im Organismus müssen Sie bei jedem Wasserlassen den pH-Wert des Mittelstrahlurins notieren, die Uhrzcit festhalten und in der Tabelle eintragen. Während der Messwoche dürfen keine Basenpulver genommen werden. Es geht darum, den Status bei einem gewohnten Lebensrhythmus mit normalen Ess- und Trinkgewohnheiten zu ermitteln. Werden die Punkte wie in einem Koordinatensystem miteinander verbunden, ergeben sich mehr oder weniger stark ausgeprägte Kurven. Diese gilt es nun richtig zu deuten.

Wie Ebbe und Flut

Der pH-Wert des Urins sagt immer nur aus, dass gerade freie Säuren ausgeschieden werden. Der Morgenurin sollte einen sauren Wert aufweisen, weil die normale Nierenfunktion darin besteht, über Nacht Säuren aus dem Zwischenlager Bindegewebe zu lösen und am Morgen auszuscheiden. Die Werte dürfen durchaus zwischen pH 5,5 und 6,5 liegen. Zwischen 9 und 10 Uhr erwartet man bei einem gesunden Menschen einen leichten Basenschub mit einem pH-Wert von 7,0–7,5.

Mittags gibt es wieder einen leichten Säureschub, der dann am Nachmittag von einem starken Basenschub mit einem pH-Wert von bis zu 8,5 abgelöst wird. Gegen 18 Uhr geht der Wert wieder in den sauren Bereich zurück. Immer schön im Wechsel, wie die Gezeiten des Meeres, Ebbe und Flut, so auch Säure- und Basenflut. Wenn dieser Wechsel ohne Beeinflussung bei der bisherigen Lebensweise ausgeprägt vorhanden ist, darf unterstellt werden, dass der Säure-Basen-Haushalt selbstregulierend funktioniert.

Beispiele der Interpretation

Die pH-Werte schwanken. Die Basenschübe am Morgen und am Nachmittag gegen 16 Uhr sind nicht sehr stark ausgeprägt. Der Kurvenverlauf ist relativ schwach: latente Übersäuerung mit Tendenz zur Gewebeübersäuerung.

Die pH-Werte liegen zu allen Messzeiten im sauren Bereich zwischen 5,5 und 6,5: Die Kurve erreicht nie einen basischen Wert. Dies lässt zumindest auf eine Gewebeübersäuerung schließen.

Die pH-Werte erreichen selten oder nie saure Bereiche. Es werden also nur basische pH-Werte des Urins von über 7,0 ermittelt: Dies kann den Verdacht auf eine Säureausscheidungsblockade der Nieren und/oder eine intrazelluläre Azidose begründen. In beiden Fällen gilt es, einen Arzt oder Heilpraktiker aufzusuchen.

Nach einem Vortrag in Radolfzell am Bodensee im Februar 2013 schilderte mir ein Zuhörer nach der Veranstaltung, wie stolz er sei, dass sein Morgenurin nun basisch sei. Er nehme jeden Abend vor dem Schlafengehen einen Löffel Basenpulver. Gleichzeitig klagte er über Sodbrennen und Verdauungsbeschwerden. Ich erklärte ihm, dass ein basischer Morgenurin nicht erstrebenswert sei und darauf hinweise, dass der nächtliche Stoffwechsel nicht ordentlich arbeite. Anstelle der Säuren verlassen wertvolle Basen den Körper.

Wie entstehen Basenfluten?

So paradox es klingen mag: Basischer Urin entsteht dann, wenn Sie zu viel Säurebildner essen. Erinnern Sie sich an die Grundfunktionen *Der Magen als Säure- und Basenproduzent* und *Die Leber als zentrales Basenorgan*. Was macht der Magen, wenn Sie schwer verdauliche Lebensmittel, allem voran tierisches Eiweiß, verspeisen? Neben der Salzsäure zur Eiweißspaltung wird eine entsprechend große Menge Natriumbicarbonat benötigt. Ein Teil dieser Base geht als Säurepuffer ins Blut über, das Zuviel wird über die Nieren ausgeschieden. Es kommt zu einem Basenverlust. Darum messen wir basische Werte im Harn. Wenn die Verdauung im Magen beendet ist, geht die Basenflut zurück. Basenfluten sind insofern von Wichtigkeit, weil sie den gesamten Zwischenzellraum durchspülen und dort Säuren lösen, die nach der Hierarchie der Gewebe zwischengelagert wurden.

An der Basenflut wird deutlich, dass wir beides benötigen: Säuren und Basen. Eine zu lange Basenflut hat den Nachteil, dass zu viele basische Mineralien verbraucht werden. Eine basenreiche Ernährung löst auch eine Basenflut aus. Der Mineralienverlust ist dann allerdings erheblich geringer.

Basenpulver und Tabletten

Ich will in diesem Zusammenhang nochmals vor der Beeinflussung der pH-Werte des Harns in Form von Basenpulver oder Tabletten warnen. Zahlreiche Gespräche und Verunsicherungen selbst in Fachkreisen veranlassen mich dazu.

Immer wieder wird nach dem Motto argumentiert: Basen sind gut, Säuren sind schlecht. Das übereifrige Messen des Harns mit Indikatorpapier löst bei manch peniblen Gesundheitsfanatikern Panikattacken aus, wenn das Papier trotz vermeintlich gesunder Lebensweise saure Werte anzeigt. Die Grundregulation im Säure-Basen-Haushalt ist aber zu komplex, als dass man an einigen Teststreifen echte Ergebnisse ablesen könnte. Es gibt zu viele Einflussfaktoren, die zu unterschiedlichsten Schwankungen führen.

Als Erste-Hilfe-Maßnahme erhalten Infarktpatienten intravenös eine basische, ionisierte Lösung aus Natriumbicarbonat, um die Erythrozytenstarre aufzulösen und den pH-Wert des Blutes wieder in den basischen Bereich von 7,35 anzuheben. Was sich im akuten Notfall lebensrettend auswirken kann, greift jedoch nicht bei einer falsch verstanden Säure-Basen-Regulation mit Basenpulver und Basentabletten. Meist sind die chemischen Mineralstoffe Kalzium, Kalium, Magnesium und Natrium in Mischungen an Zitrate oder Laktate (Milchzucker) gebunden. Werden beispielsweise Basentabletten erst nach der Magenpassage im Dünndarm freigegeben, müssen sie entsprechend chemisch behandelt sein, um von der aggressiven Magensäure nicht zersetzt zu werden. Fehlt der magensaftresistente Überzug, so wird die Basenmischung schon im Magen durch die Magensäure weitgehend neutralisiert und als Kohlendioxid abgeatmet.
Ein alter drogistischer Lehrsatz lautet: Natriumbicarbonat ist ein Säurewecker. Nehmen Sie eine konzentrierte Basenmischung ein, so kann der gleiche Effekt entstehen. Der Magen muss über die Belegzellen mit vermehrter Salzsäurebildung reagieren. Die starke basische Konzentration kann die Magenverdauung empfindlich stören. Die antibakterielle Wirkung der Magensäure wird geschwächt und gewährt Bakterien und Pilzen ungehinderten Eintritt in den Darm.

Synthetische Basenprodukte und Medikamente *(Protonenpumpenhemmer)*, die die Bildung von Magensäure mindern, verstärken auf längere Sicht sogar die Ursachen für Sodbrennen und Reflux. Sie sollten nur kurzfristig zur Unterdrückung von Völlegefühl und Magendruck genommen werden. Magensäure ist für eine schnelle Magenpassage so notwendig, wie saurer Harn ein Indikator für die Säure-Ionen-Ausleitung und eine gute Nierenfunktion ist. Eine unkontrollierte Einnahme von Basenmischungen kann den Säure-Basen-Haushalt empfindlich stören.

Die Titrationsmethode nach Friedrich Sander

Titration ist ein Verfahren der quantitativen chemischen Analyse. Sie wird auch als *Titrimetrie, Volumetrie* oder *Maßanalyse* bezeichnet. Ein langer Glaskolben enthält eine Maßlösung *(Titrierlösung)* mit bekannter Konzentration. Diese Lösung wird nun tröpfchenweise zu der Probelösung hinzugefügt. Ein Glaskolben *(Titrierkolben)* enthält die Probelösung mit unbekannter Konzentration. Schlägt der beigefügte Indikator um, ist der *Äquivalenzpunkt* erreicht. Bei diesem Punkt kann man die verbrauchte Menge der Maßlösung ablesen und die Konzentration der Probelösung errechnen.

Friedrich Sander gelang es Anfang der Fünfzigerjahre, mit dem Titrationsverfahren die Pufferreserven zu messen. Da mit der pH-Wert-Messung des Urins nur die freien Säuren erfasst werden, ist der Urintest nach Sander wesentlich aussagekräftiger. Ihm gelang es, über Urinproben einen *Aziditätsquotienten* zu errechnen bzw. durch die Titration des Urins seine Säure-Basen-Anteile zu bestimmen. Um eine aufschlussreiche Aussage treffen zu können, werden Urinproben morgens um 6, um 9, mittags um 12, am Nachmittag um 3 und am frühen Abend um 6 Uhr gesammelt. Die Durchschnittszahl, der mittlere Aziditätsquotient (Säuregrad), gibt den aktuellen Grad der Übersäuerung an.

Friedrich Sander unterscheidet drei Säurestadien:
Latente Azidose, bei der sich die Bindegewebedepots mehr und mehr füllen können.
Kompensierte Azidose, bei der die Ausscheidungsorgane auf Hochtouren laufen und die Alkalireserven des Blutes angegriffen werden, ohne unter den kritischen pH-Wert von 7 abzusinken.
Dekompensierte Azidose, bei der Blut und Gewebe die Säureflut nicht mehr bewältigen können und die Vergiftung durch Säuren einsetzt.
Der pH-Wert des Urins darf sich in einer Bandbreite von 5 bis 8 bewegen. Tagsüber müssen also neutrale bis basische Stoffwechselverhältnisse möglich sein. Saure Werte geben Gewissheit, dass die Nieren in der Lage sind, Stoffwechselschlacken auszuscheiden, und dass keine Säurestarre vorliegt. Je flacher die Messkurve im sauren oder basischen Bereich verläuft, desto eher kann eine hochgradige Übersäuerung vorliegen.

Ihre Pufferkapazität nach Sander können Sie von einem Labor (z. B. www.sension.eu, Spezialanalytik) prüfen lassen. Sie benötigen ein Testset mit 5 Röhrchen, die Sie zu den genannten Uhrzeiten füllen und einschicken.

Dunkelfeld-Mikroskopie

Die Blutuntersuchung im Dunkelfeld nach Professor Dr. Günther Enderlein (1872–1968) ist keine Messung. Er bewies in seinen Arbeiten, dass Mikronährstoffe einen Formenwandel durchlaufen. Mit dem Dunkelfeldmikroskop vergrößerte Enderlein einen Tropfen Blut um das 1500-Fache. Die Wissenschaft ging davon aus, dass das Blut keimfrei sei. Doch 1916 machte Enderlein eine Entdeckung: Unser Blut ist von unzähligen Kleinstlebewesen, kleinen Eiweißmolekülen, besiedelt, die verschiedenen Entwicklungskreisläufen zugeordnet werden können. In einem intakten Milieu fungieren diese Eiweißkörper als Schutz, doch können daraus auch Pilze und Bakterien entstehen. Niedere Formen beeinflussen die Gerinnungsfähigkeit, die Beweglichkeit von Blutkörperchen und generell deren Fließeigenschaften. Darüber hinaus bauen die niederen Formen die schädlichen höheren Entwicklungsformen der Mikroorganismen ab. Ändert sich das Milieu, dann ändert sich auch die Selbstregulation. Ändert sich der pH-Wert des Blutes geringfügig, entstehen krank machende Mikroben. Daraus entwickelt sich eine zunehmende Eindickung und Verlangsamung des Blutes.

Prof. Dr. Enderlein erforschte das Blut sehr gründlich und fand heraus, dass durch zu viel tierisches Eiweiß das Blut verklumpen kann. Dieses Aneinanderkleben der Erythrozyten ist als »Geldrollenphänomen« sichtbar. Man kann es auch als trichterförmiges Ineinanderschieben der roten Blutkörperchen beschreiben.

Bei der Dunkelfeldmikroskopie werden alle Objekte hell auf einem dunklen Hintergrund wiedergegeben. So werden auch kleinste Blutbestandteile und Entwicklungsstadien von Bakterien dargestellt. Mit geschultem Auge lassen sich weiße und rote Blutkörperchen nach Anzahl, Größe, Beweglichkeit und Aussehen beurteilen. Bevor eine Krankheit festgestellt wird, zeigt diese Art der Blutuntersuchung bereits Krankheitstendenzen auf, die sonst im Verborgenen liegen. Ein umfassender Blick im Dunkelfeld steht für ein visuelles großes Blutbild und ergänzt perfekt eine labortechnische Analyse. Gründliche Experten sehen sich den Blutstropfen auch nach einigen Stunden und nach einem Tag noch einmal an und können so genauere Rückschlüsse auf die Vitalität schließen.

Messmethode nach Jörgensen

Die Methode nach Hans Heinrich Jörgensen ermittelt die Pufferkapazität des Blutes. Der pH-Wert des Blutes von 7,4 lässt nur minimale Schwankungen zu. Abweichungen sind nicht mit dem Leben vereinbar, weshalb der Mensch von der Schöpfung einen Schutzwall von Basen erhielt. Die Menge freier Basen ist 20-mal höher als die freier Säuren, d. h., einem Teil Säure stehen 20 Teile Basen gegenüber. Nach dem Heilpraktiker Jörgensen sind wir nicht übersäuert oder sauer, sondern das Verhältnis von 1:20 kann sich verschieben. Leben wir säureüberschüssig ungesund, schmilzt der 20-fache Schutzwall auf 1:19, 1:18 usw., und damit sinkt die Pufferkapazität. Statt von Übersäuerung zu sprechen, wäre es nach Jörgensen richtiger, von verminderter Pufferkapazität zu sprechen. Damit dürfte er nach meiner Einschätzung richtig liegen. Ich schließe mich dem Pauschalurteil »Alle sind übersäuert« ebenso wenig an wie er.

Eine exakte Säure-Basen-Diagnostik muss laut Jörgensen immer über das Blut erfolgen. Nach ihm gilt der Neutralwert von pH 7,0 nur für reines, destilliertes Wasser. Jede Lösung hat einen eigenen Neutralwert, bei dem Säuren und Basen ausgeglichen in einem Verhältnis von 1:1 vorhanden sind. Dieser Neutralpunkt (pK-Wert) liegt beim Blut bei pH 6,1.
Zur Messung der Pufferkapazität entwickelte er ein spezielles Gerät. Der Grad des Puffervermögens in den roten Blutkörperchen ist dabei ein Maß für die Übersäuerung in der Zelle. Die intrazellulären Kaliumreserven sind für den Säure-Basen-Haushalt von großer Bedeutung und verdienen nach seiner Meinung mehr Beachtung.

Der Vollständigkeit halber führe ich den Schnelltest nach Jörgensen an. Morgens wird ein gestrichener Esslöffel Natriumhydrogencarbonat (oder Natriumbicarbonat) in Wasser eingerührt und getrunken. Dann wird der Urin mit Indikatorpapier kontrolliert. Steigt der Wert nicht deutlich in den basischen Bereich, darf unterstellt werden, dass der Körper die Base dringend benötigt und nicht wieder hergibt.

Diagnostik

Keine der zuvor beschriebenen Möglichkeiten zur Messung des Übersäuerungsgrades ist zu 100 Prozent verlässlich. Bis jetzt ist die Verdichtung im Zwischenzellraum nicht exakt messtechnisch zu erfassen. Uns verbleibt eine Diagnostik ohne Apparate als sinnvolle Ergänzung, die auf die Schwere einer Azidose schließen lässt. Glücklicherweise werden die Antlitzdiagnostik und die Analyse des gesamten körperlichen Erscheinungsbildes wieder gelehrt und erlernt. Zahlreiche Mediziner nehmen sich wieder mehr Zeit für ihre Patienten und greifen auf Kennzeichen der Humoraldiagnostik zurück. Jeder von uns sollte sich selbst überprüfen, ob und in welchem Ausmaß er von einer Übersäuerung betroffen ist. Ihr subjektives Befinden ergänzt natürlich das Gesamtbild.

Kennzeichen Haut

Die Haut ist der Spiegel der inneren Organe und der Seele. Ein gesundes Hautbild zeigt sich bei Westeuropäern an einem zart rosa durchschimmernden Farbton. Die Haut ist rosig, glänzend und rein. Farbveränderungen von blass-weiß, rötlich, fahlgrau, gelblich bis bräunlich fleckig und matt deuten auf eine Übersäuerung hin. Altersflecken und Pigmentstörungen als Form der Ablagerung unterstreichen die Diagnose. Von der Beschaffenheit her fühlt sich eine gesunde Haut samtweich und glatt an. Rissige, rauhe und spröde Haut weist auf mangelnde Regeneration hin. Eine trockene, glanzlos matte Hautoberfläche lässt sich auf eine verminderte Talgdrüsenproduktion (Selbstfettung) zurückführen, während klebriger Schweiß und zu feuchte Haut ein Indiz für wasserlösliche Säureausleitung über die Schweißdrüsen sind.

Neben Farbe und Oberfläche ergänzt der Hauttonus, die Spannkraft, eine Beurteilung des Hautbildes. Gesunde Hautschichten formen prall, elastisch und tonisierend eine straffe Körpersilhouette. Übersäuerte Menschen haben oft eine erschlaffte, faltige und verquollene Haut. Ausgerechnet im Gesicht spiegeln sich Toxine wider, die den Tonus schwächen.

Kennzeichen Haare

Kräftig, dichtes, fülliges Haar zeichnet Menschen mit einem guten Mineralienhaushalt aus. Entscheidenden Einfluss auf die Haarpracht hat der Haarboden. Er ist ein Depot für basische Mineralien und nährt über die Haarpapillen und Drüsen das Haar. Am Zustand der Haare ist die körperliche und seelische Verfassung abzulesen. Toxische Ausleitungen über die Kopfhaut wirken reizend auf die Haardrüsen. Fettiges, klebriges Haar ist die Folge. Bei zu schwacher Drüsenaktivität neigt das Haar zu Trockenheit und Glanzlosigkeit. Das Haar fühlt sich struppig, spröde und schuppig an.

Während diese Symptome sich meistens mit entsprechenden Shampoos, Spülungen und Kuren kaschieren lassen, helfen bei lichtem, dünnem Haar, Spliss und Haarausfall auch die besten Pflegeprodukte nicht mehr weiter. Spätestens dann ist die Degeneration der Haarwurzel durch Übersäuerung und Mineralienraub offensichtlich.

Kennzeichen Nägel

Zur Diagnostik gehört unbedingt das Inspizieren der Handinnenflächen und Nägel. Schöne Nägel sind kräftig, glänzend, glatt und natürlich geformt. Eingerissene Nägel sind Zeichen von Mineralstoffmangel. Längs- und Querverdickungen sind Anzeichen eines toxisch bedingten Absterbens des Nagels.

Kennzeichen Augen

Die Augen können einen Menschen charakterisieren und faszinieren. Lachende, weinende, traurige, leuchtende, klare, ausdrucksstarke Augen – ihr Kennzeichen ist der Blick, der »Augenblick«. Medizinisch relevant ist die Augendiagnose oder Irisdiagnose, die bei Ärzten und Heilpraktikern häufig zur Ergänzung des Gesamtbildes beiträgt. Sie kennen sicherlich eine gelblich eingefärbte oder eine rötliche Lederhaut, die eigentlich eine rein weiße Farbe haben sollte. Lebererkrankungen oder Entzündungen zeigen sich auf diese Weise. Blässe ist das Zeichen für Blutarmut *(Anämie)*. Mit der Tränenflüssigkeit werden auch Toxine ausgeleitet, die zu einer Reizung führen. Auskristallisierungen am Innenwinkel der Augen machen sich mit morgendlichen Verkrustungen bemerkbar.

Kennzeichen Mund

Gut sichtbare Mundwinkel und eine gerade Mundspalte sind Kennzeichen für einen normalen Mund. Durchhängende Mundwinkel warnen uns nicht nur vor schlechter Laune, sondern sie können als Dauerzustand Zeichen einer Gewebeübersäuerung sein. Meist wird der Mund immer schmaler, und die Lippen ziehen sich nach innen zurück.

Kennzeichen Zunge

An Form und Farbe der Zunge lassen sich Organfunktionen und Säurestatus gut ablesen. In der Traditionellen Chinesischen Medizin (TCM) wird die Zungendiagnostik intensiver betrieben als bei uns. Im Normalzustand ist die Zunge gleichmäßig rot, feucht und ohne Belag. Mangelnde Speicheldrüsentätigkeit und Trockenheit der Zunge weisen auf einen Vergiftungszustand hin. Weiß-gelblicher Belag ist ein Signal für Störungen im Magen-Darm-Trakt. Als »Säurezunge« ist die zerklüftete, eingerissene oder hochrote Zunge bekannt. Auch das Gefühl einer geschwollenen, großen Zunge ist Kennzeichen der Azidose. Mit zunehmender Übersäuerung der Zungen- und Speicheldrüsen hat der Zungenreiniger Einzug in die tägliche Mundhygiene gehalten.

Kennzeichen Körpergeruch

Ein gesunder Organismus ohne Säurebelastung entwickelt selbst bei starkem Schweiß kaum unangenehmen Geruch. Die Note ist eher neutral bis leicht süßlich. Je stärker die Übersäuerung, umso stärker und strenger der Körpergeruch. In unserer Gesellschaft geben die Regalmeter an Deodorants und Antitranspirantien in Drogeriemärkten Zeugnis für einen allgemein hohen Übersäuerungsstatus. Der seit Jahren boomende Parfümmarkt mit ständig neuen Düften dokumentiert u. a. als Spiegelbild, dass der Mensch in unserer Zivilisation nicht gut und angenehm riecht. Sehen wir einmal vom psychologischen Wert des Luxusgedankens ab, möchte ich behaupten: »Das Duft- und Parfümangebot ist symbolisch das heutige Indikatorpapier zur Bestimmung des Übersäuerungsfaktors.«

Kapitel 5

Warum übersäuern wir?

Wie war es um den Säure-Basen-Haushalt vor einigen Jahrzehnten bestellt? Frühere Generationen arbeiteten zum großen Teil auf dem Land an der frischen Luft und bei Tageslicht. Die körperlichen Belastungen waren zwar viel höher als heute, doch gibt es Aspekte, die uns das einstige Leben gesünder erscheinen lassen. Vermehrtes Atmen bei körperlicher Anstrengung erforderte 50 Prozent mehr Sauerstoff. Es gab noch keine »raffinierten« Lebensmittel der Nahrungsmittelindustrie. Die Lebensmittel aus dem Eigenanbau hatten vorwiegend einen Basenüberschuss. Übersäuerung der Zellflüssigkeiten war nicht die Regel, sondern eher eine Ausnahme und daher ein Fremdwort. Welches sind die Faktoren, die eine Übersäuerung des Körpers begünstigen?

Innere Faktoren

Jeder Organismus bildet Säuren durch interne Stoffwechselvorgänge oder durch Zufuhr von außen. Zunächst müssen wir uns noch einmal kurz mit unserer Energiegewinnung beschäftigen, denn die Menge an Energie, die in unseren Zellen hergestellt wird, bestimmt, wie gesund und fit wir sind. Sie kennen die Diskussionen um Kilokalorien (kcal) bzw. Kilojoule (kJ). Wofür stehen diese Angaben? Zucker, raffinierte Kohlenhydrate und gesättigte Fette weisen einen hohen Brennwert *(Kalorien)* auf. Geben sie uns auch viel Energie?

In unseren Zellen arbeiten Kraftwerke (Mitochondrien), die Kohlenhydrate und Fett mit Hilfe von Sauerstoff verbrennen. Dabei entsteht der universelle Brennstoff Adenosintriphosphat (ATP), der in allen Organismen der Erde gebildet wird. Dieser Kraftstoff setzt sich aus dem stickstoffhaltigen Adenin, dem Zucker Ribose und drei Phosphatmolekülen zusammen. Durch Abspaltung eines Phosphatmoleküls wird Energie frei. Dieser Vorgang passiert in jeder einzelnen Zelle. Es wird exakt die Energiemenge hergestellt, die gerade zum Leben gebraucht wird. Zur optimalen Energiegewinnung brauchen wir ausreichend Zucker oder Fette, genügend Sauerstoff und Enzyme, ansonsten entstehen Milchsäure und Ketosäuren aus internen Abläufen.

Nun ist es allerdings ein Trugschluss, anzunehmen, dass Lebensmittel mit einem hohen Brennwert automatisch viel Energie geben. Unsere Verbrennung bei Körpertemperatur kommt nur mit biologischen Enzymen aus Vitaminen, Mineralien und Spurenelementen zustande. Fehlen diese Katalysatoren (Beschleuniger, Umwandler), ist der Wirkungsgrad, die Energieausbeute, eingeschränkt und kann bis zu 70 Prozent geringer sein. Unvollständige Verbrennung als Folge führt zu einem vermehrten Anfall von sauren Abbauprodukten, wie dies z. B. bei Lebensmitteln aus »leeren« Kalorien der Fall ist.
Schnell verfügbare Kohlenhydrate gehen zwar sofort ins Blut über, lassen den Blutzuckerspiegel steigen und setzen Energie frei, doch hält dieser Effekt nicht lange an. Der Körper antwortet mit einer verstärkten Insulinausschüttung, die zum Abbau des Blutzuckers führt. Nach einer kurzen Leistungssteigerung folgt ein ebenso starker Leistungsabfall. Die Glukosespeicher sind geleert, die Fettverbrennung wird gehemmt. Dann beginnt das süße Karussell von vorne mit einem ständigen Verlangen nach schnellem »Brennstoff«.

Folgende interne Einflüsse führen zur Übersäuerung
- Bildung von zu wenig Magensäure und damit Ausfall von Basenfluten

- Eigener Zellabbau im normalen Zellstoffwechsel
- Nierenschwäche
- Gärung im Darm
- Infektionen und Entzündungen
- Fehlsteuerung endokriner Drüsen (Hormondrüsen)

Äußere Faktoren

Auf äußerlich bedingte Übersäuerungsfaktoren können Sie einen größeren Einfluss nehmen. Sie persönlich haben es in der Hand, wie Sie sich ernähren und wie Sie Ihre Lebensmittel zubereiten. Sie genießen Entscheidungsfreiheit, mit welchen chemischen Reinigungsmitteln, Lackfarben und elektronischen Geräten Sie sich zumindest in Ihrem häuslichen Umfeld umgeben. Sie treffen eine Auswahl bei Ihren Körperpflegemitteln und den Stoffen, mit denen Sie sich kleiden. Sie legen das Maß Ihrer körperlichen Aktivität fest und beeinflussen Ihre mentale und psychische Stärke. Mit Ihrer Lebensweise verantworten Sie Ihren Gesundheitszustand und beeinflussen Ihren Alterungsprozess. Äußere Übersäuerungsfaktoren unterteile ich nachfolgend in die Bereiche *Ernährung und Bewegung, Kosmetik und Körperpflege* sowie *Stress und mentale Konstitution*.

Folgende äußere Einflüsse
fördern eine saure Stoffwechsellage
- Umweltverschmutzung
- Chemische Zusatzstoffe
- Schwermetallbelastungen
- Ernährung
- Rohkost und falsche Zubereitung der Lebensmittel
- Chemische Medikamente
- Konventionelle Kosmetik- und Körperpflegeprodukte
- Bewegungsmangel, Fitness-Wahn und Leistungssport

- Schlafmangel
- Stress und Leistungsdruck
- Elektrosmog und Funkwellen

Säurebildung durch Getränke

Wasser – mit oder ohne Kohlensäure?

Der Trinkwasserverbrauch hat sich innerhalb der letzten dreißig Jahre verzehnfacht. Dabei legten stille Wässer deutlich an Marktanteilen zu, während kohlensäurehaltige Wässer Einbußen hinnehmen mussten. Die Entwicklung ist sicherlich auf das gesteigerte Bewusstsein für Wasserqualitäten zurückzuführen. Mit Kohlensäure versetztes Wasser belastet jedoch den Organismus und verursacht Aufstoßen sowie Völlegefühl und Blähungen. Kohlensäure bedeutet eine zusätzliche Belastung mit einer leicht verzichtbaren Säure, die abgeatmet werden muss. Sprudelwasser kann den Körper nicht frei durchspülen, da es sich bereits um eine gesättigte Lösung handelt.
Die ursprüngliche Wasserversorgung des Menschen war das Regenwasser. Später bohrte der Mensch Brunnen. Aus der Tiefe stammen Mineralien, die vom Organismus schlecht verwertet werden. Eine Mineralisierung über das Trinken von Wasser ist nicht möglich. Anorganische mineralstoffreiche Wassersorten verfehlen daher die ihnen zugeschriebene Wirkung. Hartes, mineralhaltiges Wasser stresst die Nieren, weil sie die nicht verwertbaren Salzanteile verarbeiten müssen.

Bei der Diskussion um PET-Flaschen geht es nicht nur um den guten Geschmack, sondern vor allem um ein mögliches Gesundheitsrisiko. Flaschen aus *Polyethylenterephthalat* sind leicht, praktisch und billiger in der Herstellung als Glasflaschen. Sie zerbrechen nicht und verdoppeln nahezu die Ladekapazität der Lkw. Daher wurden sie vor zwanzig Jahren zum Abfüllen von Wasser, Limonaden und Trinkjoghurts eingeführt. Falls Sie in Lebensmittel- oder Getränkemärkten auf der Suche nach Glasflaschen sein sollten, werden Sie selten fündig.

Aber aus diesen Kunststoffflaschen können Weichmacher in den Inhalt übergehen. Daher rührt der plastikähnliche Geschmack, der besonders intensiv zu schmecken ist, wenn die Flaschen länger in der Sonne standen. Keine Geschmacksfragen sind Studien, die Umwelthormone im Mineralwasser nachweisen. Umwelthormone nennt man Chemikalien, die im Körper wie Hormone wirken und das empfindliche Hormonsystem durcheinanderbringen können. Die meisten wirken wie das weibliche Östrogen und sollen zur zunehmenden männlichen Unfruchtbarkeit und zum Anstieg von Prostata- und Brustkrebs beitragen.

Ob die hormonellen *Kontaminationen* des Wassers ein gesundheitliches Risiko darstellen und ob es sich dabei lediglich um Hormone handelt, die sich aus dem Flaschenmaterial herauslösen, oder um Hormone, die im Trink- oder Mineralwasser auf Medikamentenrückstände (z. B. Antibabypille) zurückzuführen sind, gilt als nicht sicher. Unabhängig von Grenzwertstreitigkeiten und Entwarnungen von Lebensmittelbehörden bzw. Bundesinstituten sollten Sie mit einem tieferen Verständnis für Wasserqualitäten und guten Wassergeschmack wieder verstärkt beim Einkauf Glasmehrwegflaschen nachfragen und bevorzugen. Dabei soll an dieser Stelle der Kult um »belebtes« oder »energetisiertes« Wasser ausgespart bleiben: Das Thema Wasser würde Bände füllen.

Kaffee – Genuss mit schlechtem Gewissen?

Kaffee zählt weltweit zu den beliebtesten Getränken. 73 Prozent der Bundesbürger über achtzehn Jahre trinken täglich Kaffee. Pro Kopf werden von dem Heiß- und Kaltgetränk ca. 150 Liter im Jahr konsumiert. Über kaum ein Getränk wird so viel spekuliert und kursieren so widersprüchliche Aussagen, Vorurteile, Studien und Gegenstudien. Wahrscheinlich tragen die unterschiedlichen Auftraggeber dazu bei. Große Kaffeeröster verfolgen natürlich eine andere Interessenlage als »unabhängige« Forschungsinstitute.

Auf der Skala der säurebildenden Getränke steht unser beliebter Kaffee ganz oben auf der Liste. Dabei gilt es, näher hinzuschauen und zu differenzieren. Zum einen spielt die Kaffeebohne eine Rolle, die unterschiedliche Gerbsäureanteile enthalten kann, zum anderen die Zubereitung des Kaffees. Im Filterkaffee, der über die Jahre seine Vorherrschaft aufgrund der zahlreichen Kaffeevarianten Cappuccino, Latte macchiato, Espresso usw. einbüßte, wird während des Überbrühens im Kaffeefilter Gerbsäure freigesetzt. Bei Zubereitungsarten, wie sie uns aus Südeuropa bekannt sind, geschieht das entweder gar nicht oder viel weniger intensiv. Moderne Maschinen bereiten das Genussmittel unter hohem Dampfdruck zu. Das Ergebnis überzeugt geschmacklich und ist dabei bekömmlich. Aus Sicht des Säure-Basen-Haushaltes existiert unter Fachleuten ein Missverständnis. Einige Heilpraktiker und Therapeuten halten Kaffee sogar für basenbildend, weil die PRAL-Analyse (s. a. S. 74) dies ausweist. Das hängt damit zusammen, dass Kaffee einige Mineralien und zahlreiche Antioxidanzien enthält. Außerdem verbinden über tausend Substanzen das Getränk zu einem komplexen Aroma. In die Berechnung des PRAL-Wertes fließt Koffein nicht ein. Koffein, der Hauptwirkstoff, ist aber ein Alkaloid, eine Base, wie die erste Wort-

silbe es andeutet. Alkaloide gehören zur Stoffgruppe der Purine, die bei der Verbrennung zu Harnsäure umgewandelt werden. Zur Harnsäure gesellt sich zusätzlich Chlorogensäure. Die Wirkung als Säurelocker führt im Ergebnis zu einem basischen Urin.
Und hierin liegt dann das zweite Missverständnis begründet. Die Behauptung, dass Kaffee dem Körper Wasser entzieht, wage ich zu bezweifeln. Mit Sicherheit erhöht das Koffein kurzfristig die Filterfunktion der Nieren, so dass mehr Harn gebildet wird und eine *diuretische* (harntreibende) Wirkung eintritt. Die Differenz der ausgeschiedenen Flüssigkeitsmenge pro Tag im Vergleich mit Wasser ist dabei aber nur geringfügig höher und darf getrost vernachlässigt werden.

Ich will es unterlassen, die »gute Bohne« als gesundheitsschädlich zu verdächtigen, aber ebenso wenig auf angeblich vorbeugende und schützende Wirkungen bei Diabetes Typ 2, Alzheimer und bestimmten Krebsarten eingehen. Kaffee und Kaffeespezialitäten sollen bleiben, was sie sind: feine Genussmittel. Aus diesem Grund beziehe ich sie in die Flüssigkeitsbilanz nicht mit ein.

Limonaden erhöhen das Diabetes-Risiko

Zu den »sauersten« Getränken zählt eines der bekanntesten Markenprodukte der Welt: Coca-Cola. Dieses weltweit verfügbare Getränk enthält Kohlensäure, Zucker und Phosphorsäure. Um ein einziges Glas Cola zu neutralisieren, müssten Sie etwa dreißig gleich große Gläser Wasser trinken. Ein nicht minder bekanntes Brausegetränk aus Österreich steht dem in nichts nach. Es ist erstaunlich, welchen wirtschaftlichen Siegeszug das süße, »Flügel verleihende« und Energie versprechende Getränk innerhalb von nur zwanzig Jahren feierte.

Wer regelmäßig 0,25 Liter Limonade und andere zuckerhaltige Getränke pro Tag trinkt, erhöht sein Risiko für Stoffwechselerkrankungen wie die Zuckerkrankheit *Diabetes mellitus* und das *metabolische Syndrom*. Unter dem Begriff metabolisches Syndrom wird eine Reihe von Faktoren wie Bluthochdruck und Übergewicht zusammengefasst, die entscheidend das Risiko für Herz- und Gefäßerkrankungen, Schlaganfall und Diabetes erhöhen.

Noch schlechter schneiden Light-Getränke ab. Wer täglich Light-Getränke in dem Glauben konsumiert, Kalorien einzusparen, unterliegt einem Irrtum. In einer Studie der Universität Texas in San Antonio wurde nachgewiesen, dass Light-Produkte das Körpergewicht deutlich erhöhen und das Gegenteil von dem bezwecken, was angenommen wird. Worin liegt das begründet?

Normaler Zucker meldet durch die Süße dem Gehirn eine große Menge an Energiezufuhr. Die Energiedepots werden gefüllt, und es stellt sich ein Sättigungsgefühl ein. Künstliche Süßstoffe werden von unserem Gehirn nicht erkannt. In der Folge trinken und essen Menschen mehr, als sie benötigen. Softdrinks mit zweifelhaften Zutaten sind »flüssige Gefahrenstoffe«, die Sie besser in den Regalen stehen lassen sollten.

Fruchtsäfte – gesunde Vitamine aus der Flasche?

Was Sie gar nicht vermuten würden, trifft auf das enorme Angebot von Frucht- und Multivitaminsäften zu: Sie tragen durch ihren Fruchtsäuregehalt, erhöhten Zuckeranteil und durch die Zugabe synthetischer und isolierter Vitamine zu einer sauren Stoffwechsellage bei. Kann man von Vitaminen nicht genug bekommen? Wirkt Vitamin C vorbeugend bei Erkältungskrankheiten? Stärken ACE-Getränke unsere Abwehrkräfte?

Sehen wir uns die Zutaten auf dem Etikett eines Fruchtsaftes genauer an, so stellen wir fest, dass die Mengenangaben bzw. Analysedaten der Zusatzvitamine immer gleich bleiben. Auch der Geschmack ändert sich über Jahre nicht. Für bestimmte Länder wird dieser sogar an die Vorlieben ihrer Bewohner angepasst. Doch diese Konstanz lässt sich nicht natürlich einstellen. Das gelingt nur auf synthetischem Weg. Die Natur kann uns Früchte mit Schwankungen im Nährgehalt schenken, die von Witterung, Bodenqualität, Erntelage, Erntezeitpunkt und Verarbeitung abhängen. Die Ernte fällt jedes Jahr etwas anders aus – manchmal sogar gänzlich. Die Fruchtsaftanbieter wissen sich zu helfen und reichern einfach mit künstlichen Mitteln ihre Produkte an. Was als normaler herstellungstechnisch bedingter Ausgleich begann, ist nicht so ungefährlich, wie man bis vor Kurzem noch dachte.

Als Beispiel nehme ich Vitamin C. Wir finden es in vielen Lebensmitteln unter der Bezeichnung Ascorbinsäure als Antioxidationsmittel. Neben den konservierenden Eigenschaften geht es bei dem synthetisch hergestellten Vitamin C hauptsächlich um die Optik: Das Apfelmus bleibt im Glas schön hell und appetitlich. Viele Industrievertreter, Chemiker und Ärzte behaupten, es spiele für die Verwertbarkeit im Körper keine Rolle, ob synthetisch etwas zugesetzt wird oder der Körper auf ein natürlich vorkommendes Vitamin trifft. Vitamin C ist wasserlöslich. Das Zuviel, die Überdosis, wird über den Urin ausgeschieden. Kritiker, denen ich mich anschließe, sehen das aber anders.
Das künstliche Vitamin C, die Ascorbinsäure, ist eine starke Säure, wie bereits der Name verrät. Sie ist stärker als Essigsäure. Untersuchungen unter dem Rasterelektronenmikroskop zeigen Ablagerungen in Form von Kristallen. Wer mit Vitaminen und Mineralstoffen angereicherte Nahrungsmittel isst oder Pillen oder Kapseln schluckt, sollte vorsichtig sein.

Künstliche Vitamine können sich in den Gefäßen und der Zellmatrix ablagern und damit zur Verdichtung der Zellflüssigkeiten beitragen. Künstliches Vitamin E und Betacarotin zeigen ebenso Kristalle in polarisiertem Licht.
Besser als die übliche, weil billigere Ascorbinsäure ist das natürliche Vitamin C, eingebunden in unzählige pflanzliche Stoffe. In isolierter Form gibt es natürliches Vitamin C unter dem Namen *Kalzium-Ascorbat*. Der entscheidende Unterschied: Das rein pflanzlich gewonnene Vitamin C puffert Säuren ab und besitzt als Salz eine *Retardwirkung*. Das bedeutet, dass es wesentlich länger im Körper verbleibt als Ascorbinsäure.

Ein übermäßiges Trinken der so »gesunden« Säfte wirkt sich außerdem ungünstig auf den Blutzuckerspiegel aus, der zuerst nach oben schießt, zur Insulinausschüttung führt und dann schnell wieder abfällt. Dieses ständige Auf und Ab verstärkt das Signal: »Ich will Süßes, gib mir mehr«, weil der Körper seinen Grundstoffwechsel überwiegend über die schnelle Kohlenhydratverbrennung sichert, anstatt auf Fettstoffwechsel umschalten zu können. Im Klartext: Frucht- und Multivitaminsäfte können Blähbauch und Gewichtszunahme fördern.

Milch – ein Kalziumspender?

Der Mensch ist das einzige Lebewesen, das die Milch eines anderen Säugetiers trinkt. Gezüchtete »Turbokühe« und eine starke Milchlobby lassen die Milchseen überlaufen.
Prof. Dr. Werner Kollath (1892–1970) unterscheidet die Ordnung unserer Nahrungsmittel und teilt dabei die Milchverarbeitung in Stufen ein: Rohmilch in der unveränderten Form ist die qualitativ beste Milch. Dann folgen Butter, Buttermilch, Sahne und Molke. Fermentativ verändert sind Joghurt, Quark

und Käse aus Rohmilch. In der nächsten Stufe wird aus dem Lebensmittel Milch ein Nahrungsmittel. Zu sehr greift nun die Denaturierung. Pasteurisierte Milch und Milcherzeugnisse aus pasteurisierter Milch ziehen eindeutig eine saure Stoffwechsellage nach sich. H-Milch, d. h. ultrahocherhitzte Milch, ist quasi steril und wertlos. Die höchste Verarbeitungsstufe und damit die qualitativ schlechteste Milch liefern uns Kondensmilch, also konzentrierte Milch, Trockenmilch sowie Babyersatzmilch. Prof. Dr. Kollath sagte dazu: »Wenn man diese Nahrung für Säuglinge verwendet, sollte man sich im Klaren sein, dass das Baby anstatt die bestmögliche eine vollkommen wertlose Nahrung bekommt.«

Allergologen behaupten, dass 70 Prozent aller allergischen Reaktionen und Sekundärallergien durch das Milchtrinken verursacht werden. Milch führt häufig zu Verdauungsproblemen im Magen-Darm-Trakt und zu einer vermehrten Schleimbildung. Allgemein herumgesprochen haben dürfte sich die Tatsache, dass Kalzium aus Milch von unserem Organismus nicht aufgenommen wird, weil es durch seine Struktur (gebunden an Kasein) nicht verwertbar ist. Um Kalzium aus Milch zu spalten und zu verstoffwechseln, wird körpereigenes Kalzium benötigt. Dieses Kalzium setzt der Körper aus seiner Knochensubstanz frei, um den milchsauren Überschuss zu neutralisieren. Milch baut daher die Knochensubstanz nicht auf, sondern ab.
Der bei Osteoporose verordnete Milchkonsum bewirkt also genau das Gegenteil. Osteoporose ist keine Östrogenmangelkrankheit, sondern ein Kalzium- und Mineralstoffentzug infolge einer Säurebelastung. Interessant ist in diesem Zusammenhang die Feststellung, dass diese Zivilisationskrankheit überwiegend in den westlichen Ländern mit einem hohen tierischen Eiweißverzehr auftritt.

Säurebildung durch Nahrungsmittel

Der Mensch handelt raffiniert. Raffiniertes Auszugsmehl, raffiniertes Salz, raffinierter Zucker, raffinierte Produktideen der Industrie: welch raffiniertes Angebot für den Verbraucher! Aus einem Quadratmeter Boden wird heute vier Mal so viel geerntet wie vor fünfzig Jahren. Weltweit werden Obst und Gemüse zusammengekarrt und gewinnen dadurch nicht unbedingt an Qualität. Überzüchtung, lange Transportwege, Lagerung und künstliche Reifung tragen nicht zur Lebendigkeit von Lebensmitteln bei. Was bleibt an Qualität nach der industriellen Verarbeitung übrig?

Kein Wunder, wenn bei sitzender Beschäftigung, niedrigem Energieverbrauch und falschen Ernährungsgewohnheiten der Stoffwechsel träger und das Verdauungssystem mit einer verminderten Aufnahmefähigkeit schlechter wird. Die Folgen zeigen sich in abnehmender Leistungsfähigkeit, mangelnder Lebendigkeit, in Mineralstoff- und Vitalstoffdefiziten sowie überschüssigem Fettgewebe mit Übergewicht. Trotz Überangebot essen wir uns krank und verlieren die Säure-Basen-Balance.

Tierisches Eiweiß – Spitzenreiter der Säurebildung

Früher war der Sonntagsbraten etwas Besonderes. Die Tiere wurden artgerecht gehalten und gefüttert. Sie hatten aus unserer Sichtweise ein würdiges Leben. Aus meinen Kindertagen erinnere ich mich, dass in unserem Dorf manche Nutztiere bei ihrem Namen gerufen wurden. Es gab eine gewisse Achtung und Wertschätzung ihnen gegenüber.

Während Fleisch nach dem Krieg ein Indikator für Wohlstand wurde und der Bedarf noch im Gleichgewicht mit der Natur gedeckt werden konnte, hat sich dies im Zuge einer

Massenproduktion stark verändert. Die Beziehung zum Tier ging dabei als Erstes verloren. Fleisch ist heute in rauhen Mengen verfügbar. Der Konsum steigt mit sinkenden Preisen. So vollzog sich eine Wandlung vom qualitativ hochwertigen Exklusivgut zum minderwertigen Konsumgut. Von immer wieder neuen Skandalen ganz zu schweigen.

Ohne Zweifel sind es die Eiweißkörper, die einen besonderen Baustoff für unseren Körper darstellen. Wir benötigen Eiweiß in unserer Ernährung, doch muss es nicht aus tierischer Herkunft sein. Tierisches Eiweiß wirkt sich sehr negativ auf unseren Säure-Basen-Haushalt aus. Nuklein- und Aminosäuren wirken stark säuernd, weil sie zu anorganischer Phosphor- und Schwefelsäure umgewandelt werden. Fleisch enthält auch basische Purine aus der DNA *(desoxyribonucleic acid, Desoxyribonukleinsäure)*. Purine werden jedoch in Harnsäure verstoffwechselt. Zu hohe Harnsäurewerte führen zu kristallinen Ablagerungsstrukturen in Gelenken und Zellflüssigkeiten. Über Jahre kann daraus die Zivilisationskrankheit Gicht entstehen. Diese Wohlstandskrankheit war in schlechten Zeiten fast unbekannt, außer bei denen, die sich Fleisch regelmäßig leisten konnten. Zu den genannten Säuren addieren sich Hormone, Medikamente und Todesängste der geschlachteten Tiere.

Die meisten Tiere werden mit Wachstumshormonen sowie mit künstlichen Süßstoffen wie Saccharin und Cyclamat als Appetitanreger gemästet und mit Medikamenten vollgepumpt. Der lange Weg zur Schlachtbank ist mit unvorstellbarem Stress verbunden. Allein das löst beim Tier einen Schwall von zusätzlichen Säurefluten hervor. Ich will niemanden zu einem gänzlichen Verzicht auf Fleisch nötigen oder Sie zum Vegetarier missionieren, doch bitte ich Sie, einmal darüber nachzudenken, welche Verantwortung Sie mit Ihrem Kon-

sumverhalten übernehmen wollen. Und welchen Preis Sie bereit sind, für eine gesunde Wertschöpfungskette zu zahlen.
Aus einem Pressebericht der dpa (Deutsche Presseagentur) entnehme ich, dass der größte deutsche Hähnchenerzeuger den Kilopreis bei € 2,50 sieht. »Das sind Preise wie vor Jahrzehnten«, so der Firmenchef der Marke Wiesenhof Paul-Heinz Wesjohann.

Einige nüchterne Zahlen zum Thema Fleischkomsum
Gewerbliche Schlachtungen in Deutschland 2005 und 2012:
47 853 000 (2005)/58 349 690 (2012) Schweine
3 352 000 (2005)/3 654 790 (2012) Rinder
1 006 000 (2005)/1 084 700 (2012) Schafe
350 000 (2005) Kälber
1 195 980 Tonnen (!) (2005) Hühner

Zucker – süßer Geschmack, saure Bilanz

Unter sauren Lebensmitteln gelten Fleisch und Fisch als Spitzenreiter, dicht gefolgt von Zucker und Zuckerarten. Die Menge Zucker, die Sie einzelnen Speisen und Getränken hinzufügen, ist leicht festzustellen. Schwer zu erfassen ist jener Zuckeranteil, der über Süßigkeiten, Gebäck, Konfitüren, Fertiggerichte und Säfte aufgenommen wird.
Wir werden zuckersüchtig gemacht und mit allerhand Tricks zum Zuckerkonsum verführt. Der süßliche Duft von frischen Backwaren strömt über Düsen oder direkt vom Backautomaten in die Fußgängerzonen, wo zur Arbeit eilende Menschen ohne Frühstück im Magen über die aufnahmebereite Nase getäuscht und manipuliert werden. Der feine Geruch animiert zum Kauf scheinbar frischer Waren, die backwarm, aber in Wirklichkeit Tiefkühlkost sind.

Wenn ich hier über Zucker schreibe, dann bezieht sich die süße Verführung nicht nur auf alle Einfach-Zucker wie in Schokolade, Eis, Kuchen und Keksen. Zu den größten Zuckerlieferanten zählen stärkehaltige Lebensmittel wie Brot, Nudeln und Reis. Kohlenhydrate werden im Körper immer zu Zucker umgewandelt. Das bezieht sich auch auf Obst mit seinem Fruchtzuckeranteil. Millionen Menschen ernähren sich auf diese Weise mit zu viel Zucker und Kohlenhydraten und verspüren dennoch einen Heißhunger auf diese Energiespender, d. h., sie haben trotz reichlichen Zuckerkonsums einen Zuckermangel in seiner Bedeutung als Stoffwechselbaustein. Eine Erklärung für diesen Widerspruch könnte darin liegen, dass der in großen Mengen »versteckte« Haushaltszucker wohl nicht der »richtige Zucker« für den Stoffwechsel ist. Besonders die Vitamine der B-Gruppe (Vitamin B_1, B_2, B_6 und B_{12}) werden bei der Zuckerverwertung verbraucht. Daher rührt die kurze Formel: Zucker ist ein Vitaminräuber.

Wer sich reichlich mit Zucker und stärkehaltigen Lebensmitteln ernährt, hält den Körper aber auch von der Fettverbrennung ab und leistet einer Übersäuerung Vorschub. Der Blutzuckerspiegel schnellt nach oben. Das Hormon Insulin aus der Bauchspeicheldrüse hat nun die Aufgabe, den schnell verfügbaren Zucker aus dem Blut in die Körperzellen zu schleusen. Die Verbrennung aus Fettdepots wird sofort gestoppt. Ist die Zuckerspeicherkapazität der Leber gefüllt, baut sie Glukose in Fettsäuren um und lagert sie in Form von Fettdepot für schlechte Zeiten ein.
Ein Gramm Zucker beinhaltet vier Kalorien Brennwert. Von der Energie, die in der Leber, im Blut und in Muskeln eingelagert ist, können Sie so einen Tagesbedarf abdecken. Diese Speichermenge von ca. 2000 Kalorien (500 Gramm Zucker) ist von der Natur als schneller Energielieferant vorgesehen. Ein Gramm Fett entspricht einem Brennwert von neun

Kalorien. Von einem Kilogramm Fett können Sie einige Tage zehren.

Für unser Wohlbefinden und unsere Leistungsfähigkeit sind gefüllte Zuckerspeicher allerdings unbedingt notwendig. Sie kennen sicherlich auch die Symptome einer Unterzuckerung: Ihre Energie und Konzentrationsfähigkeit lassen nach, doch lässt sich dieser Zustand schnell beheben.

Zur Verdeutlichung der versteckten Zuckerstoffe berücksichtigen Sie bitte auch Ihren Alkoholkonsum. Ein Gläschen in Ehren kann Ihnen niemand verwehren. Während sich andere Brennstoffe in der Warteschleife befinden, räumt die Leber dem Abbau von Alkohol Vorfahrt ein, um den Kreislauf von diesem Giftstoff zu befreien. Rechnen Sie bitte auch gesüßte Milchprodukte wie Joghurts und Quarkspeisen, Säfte und Müslis beim Konsum leerer Kohlenhydrate ein.

An dieser Stelle darf ein ehrenrettender Hinweis zur Kartoffel als angeblichem »Dickmacher« nicht fehlen: Kartoffeln enthalten Nährstoffe in einem ausgewogenen Verhältnis. Diese bleiben vor allem dann erhalten, wenn Sie Kartoffeln nicht schälen und als Pellkartoffeln essen. Sie sind dann ein Basenlieferant, und die Sättigung hält länger vor als bei bearbeiteten Kartoffeln.

Süßstoffe – gefährlicher als Zucker

Ein Kapitel für sich sind Süßstoffe. Sie werden nicht verstoffwechselt und belasten den Blutzuckerspiegel. Die in der EU bekannten Süßstoffe sind Saccharin, Cyclamat, Acesulfam und Aspartam. Saccharin als Zuckerersatz gibt es seit fast hundert Jahren. Es wird unter anderem legal in der Schweinemast als Appetitanreger unters Futter gemischt. Was beim Schwein und beim Ferkel als Mastmittel funktioniert, das funktioniert auch beim Menschen.

Aspartam ist erstaunlicherweise in vielen Lebensmitteln anzutreffen. Dieser Süßstoff ist auch bekannt als Natura-Sweet, Canderel oder E 951. Versuchen Sie mal, Pfefferminzbonbons, Kaugummi oder Ähnliches ohne Aspartam zu bekommen. Sie werden scheitern. Aspartam besteht aus zwei Aminosäuren und dem Fuselalkohol Methanol. Im Körper zerfällt es in die drei Substanzen Asparaginsäure (40 Prozent), Phenylalanin (50 Prozent) und Methanol (10 Prozent). Phenylalanin im Blut verursacht einen verringerten Serotoninspiegel im Gehirn. Dies kann zu Stimmungsschwankungen und Depressionen führen. Die Asparaginsäure stuft der Neurologe Dr. Russell L. Blaylock von der Medizinischen Universität Mississippi als noch gefährlicher ein. Aspartam kann das Gehirn, den Sehnerv und das Zentralnervensystem schädigen.

Trans-Fettsäuren verengen die Arterien

Der Organismus benötigt Fette. Unsere Vorfahren aßen vor allem tierische Fette; industriell hergestellte raffinierte Öle standen ihnen nicht zur Verfügung. Sie aßen ordentlich durchwachsenes, marmoriertes Fleisch mit Speckanteil, der vor dem Braten nicht weggeschnitten wurde. Immerhin sind Fettanteile wichtige Geschmacksträger. Durch körperliche Arbeit an der frischen Luft verbrannten zudem die Fette. Übergewichtige Menschen gab es weniger, und der Körperfettanteil war in Relation niedriger.
Seit ca. hundert Jahren entzieht man die mehrfach ungesättigten Fettsäuren aus Getreide, Ölsamen und Bohnen mechanisch oder mit chemischen Lösungsmitteln. Raffinadeöle, also heiß gepresste, von Begleitstoffen gereinigte Öle, die eine höhere Ausbeute bringen, können z. B. in Großbäckereien und in der Lebensmittelindustrie keine Verwendung finden, weil sie flüssig sind. Deshalb hat die Lebensmitteltechnologie ein

Verfahren erfunden, um ungesättigte Fette bei Zimmertemperatur fest und streichfähig zu machen.

Bei ca. 200 °C werden die Fette mit Wasserstoff angereichert. Durch die Hydrierung verändern sich die ursprünglich wertvollen ungesättigten Öle zu *Trans-Fettsäuren*. Die flüssigen Ölsorten gehen in feste Stearinsäuren über. Die natürlichen Doppelbindungen werden teilweise in die isomere Trans-Form überführt. Die essenziellen Fettsäuren werden dabei leider wirkungslos. Auch der Gehalt an Fettbegleitstoffen verringert sich durch diese sogenannte Härtung.

Dem gleichen Zweck dient die *Umesterung* von Fetten. Hier werden die physikalischen Eigenschaften von Fetten und Fettgemischen verändert, um »maßgeschneiderte« Fette herzustellen, die andere Konsistenz-, Schmelz- und Backeigenschaften aufweisen. Durch die Umesterung verlieren die ursprünglich guten Öle ihre charakteristischen Merkmale der Triglyceridzusammensetzung.

Trans-Fettsäuren, die vor allem in süßen Gebäckteilchen, Fertiggerichten, Kartoffelchips und Margarinen stecken, führen zu Ablagerungen in den Arterien.

Nahrungsmittelzusatzstoffe lagern sich ab

Bevor Sie Fertigprodukte in Ihren Einkaufskorb legen, werfen Sie bitte vorher einen Blick auf die Zutatenliste. Zusätzlich zur denaturierten Nahrung finden Sie *E-Nummern,* mit denen Sie nichts anfangen können. Sie bräuchten ein Fachbuch zur Aufschlüsselung, damit Sie erkennen, welche Substanzen sich hinter den E-Nummern verbergen. Diese müssen nicht zwangsläufig schädlich sein. Generell ist festzustellen, dass Sie alles in sich aufnehmen, was hinzugesetzt wird. Fertigprodukte können billige Füllstoffe, minderwertige und gesättigte Fette, Bindemittel und Konservierungsstoffe enthalten.

E-Nummern bezeichnen häufig Farb- und Aromastoffe. Sie werden teilweise aus Erdölderivaten gewonnen und haben meistens mit dem, was dem Käufer als Produktbezeichnung deklariert wird, nichts zu tun. Mit der Bezeichnung »naturidentisch« wird uns suggeriert, die Zutat sei in der Natur vorhanden. Künstliche Stoffe anorganischer Herkunft werden von unserem Körper aber nicht in Energie umgewandelt. Sie lagern sich stattdessen als Fremd- und Giftstoffe in Form von Neutralsalzen im Bindegewebe ab.

Schauen Sie in die Einkaufswagen der Konsumenten, die an der Kasse der Discounter stehen. Welche Nahrungsmittel liegen in den großen Drahtkörben? Fertigprodukte, Genussmittel und Alkohol, überwiegend tote Nahrungsmittel, Suchtstoffe und Dickmacher. Für das gleiche Geld könnten sich die meisten Verbraucher hochwertige Lebensmittel leisten.

Säurebildung durch zu wenig Mineralstoffe und Spurenelemente

Wenn Mineralstoffe und Spurenelemente fehlen, können Störungen bei der Energiegewinnung entstehen. Zu den Mineralien, die als Mengenelemente mit mehr als 50 Milligramm pro Körpergewicht im Körper vorkommen sollten, zählen Kalzium, Kalium, Magnesium, Natrium und Phosphor. Spurenelemente sind nur in winzigen Spuren (Mikrogramm) im Körper messbar und lebenswichtig. Nur etwa 0,01 Prozent des Körpergewichtes sind Spurenelemente, d. h. bei 60 Kilogramm nur ca. 6 Gramm. Bestimmte enzymatische Prozesse können ohne diese Mineralien nicht stattfinden. Sie dürfen allerdings auch nicht in zu hoher Dosis zugeführt werden. Der Korridor zwischen lebensnotwendig und gesundheitsschädlich kann sehr eng sein. Zu den Spurenelementen zählen Chrom, Eisen, Jod, Kobalt, Molybdän, Selen und Zink.

Kalzium dient dem Knochenaufbau und steuert die Energiegewinnung. Kalziummangel wird durch den im Skelett gespeicherten Vorrat ausgeglichen. Bei dauerhafter Unterversorgung mit Kalzium durch die Ernährung fehlt die Möglichkeit zur Pufferung der Säuren und es entsteht Osteoporose. Kalium ist zur Bindung von Kohlendioxid und zum Abpuffern der Milchsäure notwendig. Es ist zur Säure-Basen-Regulation für alle Zellen wichtig. Magnesium wird ebenfalls zur Energiegewinnung gebraucht und ist Bestandteil von über 300 Enzymen.

Eisen ist bedeutend für die Ausnutzung von Sauerstoff in den Zellen. Das Hämoglobin enthält ca. 70 Prozent des im Körper befindlichen Eisens. Ohne das Spurenelement Kupfer wird Eisen nicht vom Körper aufgenommen. Darum ist bei Eisenmangel immer das Element Kupfer als Katalysator zu berücksichtigen. Zink benötigen die Bauchspeicheldrüse zur Insulinbildung und die Nieren für eine optimale Säureausscheidung.

Übersäuerung durch einseitige Rohkost

Überzeugte Rohkostanhänger nehmen für sich häufig in Anspruch, gesünder zu leben als Gemischtköstler. Sie meinen, dass die ursprünglich naturgemäße Nahrung aus Rohkost bestehe und eben ungekocht verzehrt werden sollte. Gekochte Nahrung verliere beim Kochvorgang an Nährstoffen und sei deshalb wertlos, so die Ansicht der strengen Vertreter. Der Kochtopf passt nicht in die Ernährungsphilosophie der Rohköstler. Sie leben hauptsächlich von rohem Obst, Gemüse, Getreide und Vollkornbrot aus geschrotetem Mehl.

Mir geht es nicht darum, mich in festgefahrene Überzeugungen und Ideologien einzumischen. Aber klar ist: »Die gesunde Ernährung« für alle gibt es nicht. Nahrung muss individuell bekömmlich, verträglich und schmackhaft sein. Ich betrachte

hier nur die Auswirkungen der Rohkost auf den Säure-Basen-Haushalt. Es mag an meiner selektiven Wahrnehmung liegen, jedenfalls erscheinen mir Menschen, die sich einseitig mit Rohkost ernähren, als dünn, schwächlich und ausgemergelt. Ihre Haut ist grau und faltig. Sie machen einen »farblosen« Eindruck und überzeugen nicht unbedingt mit ansteckender Lebensfreude. Fehlt Ihnen doch das »Feuer« des Lebens?
Was führt bei einseitiger Rohkost zur Übersäuerung? Die Überforderung der Verdauungskraft. Auf rohem, über Nacht eingeweichtem Getreide gedeihen verschiedene Formen des Candidapilzes. Zu viel Vollkorngetreide mit reichlich Ballaststoffen führt zu einer unvollständigen Verdauung und zu einem vorzeitigen »guten« Stuhlgang. Gärung, Blähungen und Krämpfe zeugen von der mangelnden Aufschlussfähigkeit zu grober Getreidekörner. Im rohen Zustand säuert, im gekochten Zustand entsäuert Getreide den Körper.

Obst und Gemüse stehen in unserer Welt für Gesundheit schlechthin. Zu viel rohes Obst und Gemüse verlangsamt jedoch den Stoffwechsel, senkt die Körpertemperatur und fördert Darmentzündungen mit saurer Gärung und Fäulnisbildung. Der Darm ist nicht in der Lage, das Rohe und Grobe zu verdauen. Die Zellwände roher Gemüse sind manchmal zu hart, um von Enzymen geknackt zu werden. In der Folge entsteht nächtliche Gärung mit der Bildung von Fuselalkoholen im Darm. Setzt die anregende Wirkung des Alkohols ein, ist häufig ein nächtliches Aufwachen bzw. Wachliegen mit der »alkoholischen Gärung« verbunden. Anteil an diesem Prozess hat natürlich auch der hohe Fruchtzuckergehalt im Obst, der den Körper überzuckert.

Rohköstler fallen oft durch basische Werte des Morgenurins auf, worauf sie sehr stolz sind. Alkalischer Harn am Morgen ist aber ein ernstzunehmendes Warnsignal. Er zeigt bei dieser

Ernährungsform an, dass eine Säuren-Ausscheidungsblockade vorliegt.

Wenn Sie jetzt sagen: »Jetzt weiß ich gar nicht mehr, was ich essen soll«, appelliere ich an Ihre innere Stimme und gesunde Intuition. Was Sie nicht mit Freude und Genuss essen, wird vom Körper nicht ordentlich verarbeitet und übersäuert das Zwischenzellgewebe. Jede einseitige Ernährung und alle Extreme sind falsch und münden in Übersäuerungsschäden.

Mikrowellen zerstören Zellstrukturen

In zahlreichen Haushalten, Kantinen und Großküchen ist die Mikrowelle eine Selbstverständlichkeit. In diesem Gerät werden Fertiggerichte und Speisen schnell aufgewärmt. Kaum jemand weiß jedoch, wie eine Mikrowelle funktioniert. Schnell, bequem, heiß und fertig ist das Convenience-Gericht. Gerichte, die in einer Mikrowelle erwärmt werden, sind ernährungsphysiologisch betrachtet tot. Eine Erwärmung mit offenem Feuer (Gasherd), Elektroherd, Ceranfeld oder Induktionsschleifen ist nicht mit der Mikrowelle zu vergleichen. Das Gerät schadet außerdem durch sein ständig produziertes elektromagnetisches Feld. Ist es nicht aberwitzig, dass wir für ein paar Minuten »gesparte« Zeit in Kauf nehmen, die genetische Codierung unserer Lebensmittel und damit die Lesbarkeit für unseren Organismus zu verändern?

Die künstliche Erzeugung von Mikrowellen basiert auf dem Prinzip des Wechselstroms, der Plus- und Minuspole hin und her tauscht. Jeder elektrische Strom hat ein elektromagnetisches Feld mit einer bestimmten Ausrichtung. Wechselstrom heißt Wechselstrom, weil die Spannung von 220 Volt bei einer Frequenz von 50 Hz betrieben wird. In 1 Sekunde liegt 50-

mal eine positive und 50-mal eine negative Spannung vor. Es erfolgen damit 50-mal Richtungsänderungen. Im Gegensatz zur herkömmlichen Erwärmung auf dem Feuer oder auf der Herdplatte, bei der die Wärme von außen nach innen geleitet wird, entsteht durch die Mikrowelle ein Aufwärmen von innen her, dort, wo die Aufnahme der Strahlenenergie stattfindet. Moleküle werden dadurch zwangsverformt und nehmen eine andere Qualität an. Alle Zutaten ändern ihre Polarität und geben freie Radikale ab.

Durch die aufgezwungene, chaotische Bewegung der Hin- und Herschwingung wird Reibungswärme erzeugt. Dabei platzen unter enormem Druck der Energiemenge die Zellen so, als wären sie einer radioaktiven Bestrahlung ausgesetzt worden. In jeder Sekunde finden Zehntausende chemische Reaktionen statt. Das energetische *(osmotische)* Spannungsverhältnis zwischen dem Zellinneren und seiner äußeren Hülle wird bei einer Bestrahlung zerstört. Die Moleküle zerfallen. Vital- und Nährstoffe werden nahezu vollständig zerstört.

So stellte das Bundesamt für Strahlenschutz fest, dass Enzyme und enzymatische Prozesse durch Mikrowellen gestört, die Hormone von Schilddrüse und Nebennieren negativ beeinflusst und die Zusammensetzung, Funktion und Konzentration von Blutbestandteilen verändern werden. Nährstoffe werden nicht mehr wie üblich resorbiert und verstoffwechselt. Haben Sie noch weitere Fragen?

Medikamente setzen Säuren frei

Krankheiten, die ihre Ursache in einer fortgeschrittenen Übersäuerung haben, werden mit Medikamenten behandelt, die die Übersäuerung weiter fördern. Eingesetzte Medikamente mögen die Symptome lindern, können aber die Ursache nicht auflösen. Anorganische pharmazeutische Präparate setzen selbst saure Valenzen frei. Sie reichern sich in den Organen und im Zwischenzellraum an und vergiften den Körper. Von sonstigen Nebenwirkungen und Wechselwirkungen mit anderen chemischen Medikamenten gar nicht zu reden. Sie sind weitestgehend unbekannt und nicht ausreichend erforscht. »Lesen Sie die Packungsbeilage und fragen Sie Ihren Arzt oder Apotheker« ist übrigens nicht nur gut gemeinter Rat, sondern Pflichttext bei allen apothekenpflichtigen Arzneimitteln und gleichzeitig Werbung für die Pharmazie.

Bei aller Skepsis will ich keinen falschen Eindruck erwecken. Es ist gut, dass es den medizinischen Fortschritt gibt. Denken Sie an die Zahnmedizin mit ihrer Feintechnik, an Diagnosegeräte und schonende Operationsverfahren. Die Entwicklung ist unglaublich. Wir dürfen für die Errungenschaften dankbar sein, denn jeder kann unverhofft auf die moderne Medizin angewiesen sein. Es mögen manchem Insider die Machenschaften der Pharmaindustrie sauer aufstoßen, doch agieren in der Naturheilkunde sicherlich nicht die »besseren« Menschen. Entscheidend ist der Heilansatz.

Kurzfristig kann die Einnahme von Arzneimitteln notwendig sein, um das Leben des Patienten erträglich zu halten. Das Produzieren von chronisch kranken und medikamentenabhängigen Menschen kann nicht die Absicht medizinischer Berufsgruppen sein. Glücklicherweise gibt es in großen Teilen der Bevölkerung sowie seitens der Ärzteschaft ein klar erkennbares Umdenken. Wie sehr sich die Medizin wandelt, zeigt sich beispielsweise daran, dass an der Universität Frankfurt an der Oder ein Masterstudiengang für *Komplementärmedizin* angeboten wird. Schulmedizinisches Wissen soll mit den geisteswissenschaftlichen Wurzeln der Medizin und der Heilkunde verbunden werden. Unter dem Dach der Uniklinik der Ludwig-Maximilians-Universität in München (LMU) wurde 2010 Deutschlands erste Professur für Spiritualität in der Medizin eingerichtet.

Lebensmittel als Säureerzeuger und Säurelieferanten
Säureerzeuger enthalten selbst keine Säure, werden aber vom Stoffwechsel dahingehend umgewandelt. Dazu zählen:
Bohnenkaffee, Schwarztee, Alkohol, Konserven, geschälte Getreideprodukte, Weißmehlprodukte (Brötchen, Toastbrot, Weißbrot), polierter Reis, Süßigkeiten aller Art, Zucker

Säurelieferanten enthalten einen Überschuss an Säuren. Ein zusätzlicher Säureüberschuss entsteht bei ihrer Verbrennung. Ihre Lieferanten sind:
kohlensäurehaltige Getränke, Wein, Fleisch, Innereien, Wild, Wurstwaren aller Art, Meeresfrüchte, Seefisch, Hartkäse, Schmelzkäse, Eier

Wie werden saure und basische Lebensmittel bestimmt?

Kennen Sie den Unterschied zwischen den Mehltypen 405 und 1750? Die Zahlen geben den Aschegrad bzw. Mineralstoffgehalt an. Type 405 ist ein Auszugsmehl und Type 1750 ein Vollkornmehl mit Randschichten und höherem Vitamin- und Mineralstoffgehalt. In 100 Gramm Mehl befinden sich 405 bzw. 1750 Milligramm Mineralien. Labortechnisch führt man zur Messung eine Titration durch. Dazu verbrennt man das zu untersuchende Lebensmittel zu Asche. Der Verbrennungsvorgang ersetzt dabei die menschliche Verdauung. Die Asche, die die Mineralien enthält, wird in einen Liter pH-Wert neutrales Wasser gegeben und die Konzentration der Säure oder Base in der Lösung bestimmt.

Mit Hilfe einer Rechenformel lässt sich der sogenannte PRAL-*Faktor (Potential Renal Acid Load)* berechnen. Der PRAL-Faktor gibt an, ob ein Lebensmittel einen basischen (negative Werte) oder säuernden (positive Werte) Effekt hat. Der Wert wird in mEq/100 g (Milliäquivalent/100 g) Lebensmittel angegeben und nach Analysedaten des zu untersuchenden Lebensmittels an Protein, Phosphor, Kalium, Magnesium und Kalzium mit einem bestimmten Faktor multipliziert. Das Gesamtergebnis ist ein Maß für die zu erwartende Säurebelastung der Nieren. In Nahrungsmitteltabellen lassen sich die Auswirkungen der Ernährung auf den Säure-Basen-Haushalt ablesen. Populär wurde die Säure-Basen-Theorie durch den schwedischen Biochemiker Ragmar Berg (1873–1956), der als erster Lebensmittel veraschte.

Es gibt aber durchaus Abweichung und Differenzen bei den Angaben in Büchern und Tabellen, weil einige ausschlaggebende Faktoren für die Wirkung eines Lebensmittels nicht berücksichtigt werden. Die Professoren Thomas Remer und Friedrich Manz, die die Formel weiterentwickelten, wollten die Berechnung überschaubar halten und lediglich eine vereinfachte Säure-Basen-Bilanzrechnung erstellen. Dies ist als Orientierung gelungen, obwohl die Formel nicht für alle Lebensmittel anwendbar ist, denn sie erfasst nicht alle chemischen Verbindungen, die für die Säure- oder Basenwirkung entscheidend sein können.

Der Vollständigkeit halber will ich es nicht unerwähnt lassen, dass Kritiker die PRAL-Tabellen für irreführend halten. Sie argumentieren, dass nicht die Asche mit den Mineralien isoliert konsumiert wird, sondern das Lebensmittel als Ganzes. Daraus resultiere ein völlig anderer biologischer Verdauungsprozess.

Saure Kosmetik- und Körperpflegeprodukte fördern Übersäuerung

Die Organfunktion der Haut

Die Haut ist Ausdruck individueller Persönlichkeit. Sie ist nicht nur ein Organ, sondern ein Kosmos in sich. Sie atmet, empfängt und transportiert Sinnesreize, reguliert die Körpertemperatur und schützt vor der Außenwelt. Sie produziert Hormone und aktiviert Vitamine. Sie verfügt über ein Immunsystem, das Fremdorganismen am Eindringen durch die Haut hindert. Unsere Haut nimmt etwa 20 Prozent unseres Körpergewichtes ein. Sie besteht zu 65 Prozent aus Wasser und ist unser größter Wasserspeicher. Nach rund achtundzwanzig Tagen ist sie komplett erneuert. Wir verlieren in der Regel am Tag ca. 14 Gramm abgestorbene Hautschuppen. Die Häutung vollzieht sich von Zelle zu Zelle und nicht auf einmal (wie bei den Schlangen).
Unsere Haut bildet eine Kontaktfläche, die uns nicht nur schützt, sondern auch einen Austausch mit der Umwelt ermöglicht. Sie begrenzt den Organismus nicht oder dichtet ihn ab; vielmehr ist das sensible Empfindungs- und Sinnesorgan durchlässig für Aufnahmen und Ausleitungen von Substanzen. Bei physikalischen Therapien, Massagen und Akupunktur werden diese Wechselwirkungen zwischen Haut und inneren Organen medizinisch genutzt.

Die oberste Hautschicht *(Epidermis)* besteht aus abgestorbenen Hautzellen. Durch die ständige Neubildung von Hornplättchen entsteht ein mehrschichtiges Deckgewebe. Selbst nach Wunden und Verletzungen erscheinen immer wieder die gleichen Muster, so dass über die Oberhaut Personen identifiziert werden können. Die Lederhaut *(Dermis)* ist eine Hornschicht aus elastischen und kollagenen Fasern, die in der Grundsubstanz eingebettet sind. Mit der Oberhaut ist die Lederhaut fest verbunden. Die Hautfestigkeit ergibt sich aus der Verzapfung zwischen Ober- und Lederhaut und dem Bindegewebe. Im Bindegewebe verläuft ein feines Geflecht aus elastischen Fasern und feinsten Blutgefäßen *(Kapillaren)*. In den tieferen Schichten der Lederhaut verlaufen parallel zur Hautoberfläche Fasern, die sich überkreuzen. Sie bilden ein Scherengitter und gewährleisten die Elastizität der Haut.

In der Unterhaut *(Subcutis)* verlaufen größere Gefäße und Nerven. Über die Blutgefäße wird die Haut mit Nährstoffen und Sauerstoff versorgt. Sie dient auch als Fettspeicher. Bei starker Übersäuerung deponiert der Körper belastende Schlacken vorzugsweise im Unterhautfettgewebe. Ablagerungen im Unterhautfettgewebe spiegeln sich oft an der Oberhaut wider. Die Haut wirkt dann aufgedunsen, trocken oder fettig.

Die Lipidbarriereschicht

Zum Schutz vor Feuchtigkeitsverlust sondern die Talgdrüsen an der Hautoberfläche Fett ab. Dieser Eigenfettfilm, auch Hydrolipidfilm genannt, besteht aus Hornschichten, Wachsen, Kittsubstanzen, verschiedenen Zuckerstoffen, aus Lipiden wie Cholesterin und Triglycerin, aus Ceramiden, Vitaminen und Antioxidanzien. In der Hornschicht liegen mehrere Schichten übereinander, die jeweils von einem feinen Film aus Lipiden umgeben sind. Diese Hornhaut-Lipidschichten fungieren als Barriere und verhindern Wasserverlust und das Eindringen von Mikroorganismen in den Organismus. Eine glatte, geschmeidige Haut erhält somit die Fähigkeit, aus tieferen Schichten Feuchtigkeit zu speichern *(transdermales Wasser)*.

Im transdermalen Wasser sind zahlreiche Elektrolyte enthalten. Als Mineralien finden wir beispielsweise Natrium, Kalium, Magnesium und Kalzium. Diese Mineralien wirken durch die Bindungsfähigkeit wie ein natürlicher Feuchtigkeitsspender der Haut. Die Deutsche Haut- und Allergiehilfe warnt u. a. vor stark schäumenden Pflegemitteln *(Tenside)*. Bereits nach vier Minuten Behandlung mit schäumenden Pflegemitteln wird die schützende Fettschicht der Haut fast vollständig aufgelöst.

Leere Versprechungen

Hersteller von Kosmetikprodukten versprechen Wirkungen bei Faltenreduzierung, Cellulite, Anti-Aging etc., was genau betrachtet so nicht möglich ist. Dabei bedient man sich chemischer Hightech-Formulierungen, wundersamer Monosubstanzen und äußerst fragwürdiger Zusatzstoffe. Die Liste der Inhaltsstoffe ist lang, unverständlich und gleicht einem Geheimcode, den selbst Fachleute ohne Nachschlagewerke nicht identifizieren können. Bei mehr als 6300 Kosmetikzusatzstoffen ist das gar nicht so einfach, von deren Wechselwirkungen ganz abgesehen.

Unsere Hautzellen interessieren sich aber weder für aufregende Entdeckungsgeschichten aus der Raumfahrt noch für Forschungsergebnisse aus schweren Brandverletzungen. Von Extremen abgesehen, wissen unsere klugen Hautzellen sehr genau, was sie zu tun haben, um nach ihrem festgeschriebenen genetischen Code zu arbeiten. Erkrankte Zellen werden über einen gewissen Zeitraum durch gesunde Nachbarzellen in Schach gehalten. Das funktioniert nur, weil die Zellen über Botenstoffe und verbindende Informationsabläufe intensiv miteinander kommunizieren. Die gesamte Koordination des zellulären Netzwerkes bestimmt den Alterungsprozess. Laut Gesetzgebung (KV EU 1997 der Kosmetikverordnung § 5a, Absatz 4 S. 207) darf ein Kosmetikum die Haut nur pflegen, reinigen und schützen. Heilaussagen dürfen nur Arzneimitteln zugesprochen werden, die eine Strukturveränderung der Haut bewirken.

Der Säureschutzmantel –
eine Fehlinterpretation der Kosmetikindustrie

In den letzten Jahren ist eine kontroverse Diskussion in den Fachkreisen der Dermatologie wiederaufgelebt. Während man sich inzwischen einig ist, auf kritische Substanzen wie *Parabene, Poly-Ethylen-Glykole (PEG), Sodium-Lauryl-Sulfate* und auf eine Vielzahl karzinogener Substanzen in Kosmetika besser zu verzichten, scheiden sich die Geister bei der Bestimmung des richtigen pH-Wertes.

Die Freiburger Ärzte Marchionini und Schade stellten 1928 erstmals einen Zusammenhang zwischen gemessenem saurem pH-Wert und einer bakteriellen Besiedlung der Haut her. Sie erklärten die saure Reaktion der Hautoberfläche durch eine Imprägnierung der Hornschicht mit sauren Bestandteilen des Schweißes und deren Interaktion mit physiologischen Hautkeimen *(Hautflora)*. Ebenso fanden sie ein alkalisches pH-Niveau und prägten den Begriff der *physiologischen Lücke des Säureschutzmantels* (Marchionini 1938). Das Konzept Säureschutzmantel wurde später von der Kosmetik- und Werbeindustrie bereitwillig aufgegriffen und perfekt vermarktet. So wie der sicher auch Ihnen bekannte Satz, der wie ein Lehrsatz klingt: »Der Säureschutzmantel der Haut darf nicht zerstört werden.«

Wenn also die Physiologie der Haut bei einem pH-Wert von etwa 5,5 für eine aktive und passive Abwehr gegen bakterielle, virale und pathogene Mikroorganismen sorgen würde, warum leiden dann heute so viele Menschen an Hautentzündungen, Ekzemen, eitrigen Pickeln, Hautpilzerkrankungen und an einem insgesamt gestörten Hautmilieu? Laut Statistik reagieren 50 Prozent mit Irritationen auf Kosmetikprodukte. Fast ein Drittel klagt über ein trockenes Hautgefühl und Juckreiz. Jeder vierte Bundesbürger leidet unter Haut- oder Nagelpilzen, und 10 Prozent neigen zu Ekzemen und Neurodermitis.

Die Erfindung der synthetischen Seife mit pH-Wert 5,5

Die erste synthetische Seife wurde von Heinz Maurer, einem Assistenzarzt an der Bonner Universitätsklinik, entwickelt. Er wagte es 1952 erstmals, hautkranke Patienten mit Tensiden zu waschen, also mit Stoffen, die in Waschmitteln vorhanden sind. Maurer hatte in den USA gehört, dass eine Substanz mit saurem pH-Wert schonender reinigen sollte als alkalische Seife.

Aus der Fabrik seines Bruders Willi holte er kistenweise Waschpulver und experimentierte so lange, bis es ihm gelang, ein festes Waschstück herzustellen. Zuvor gab er einem jungen Aknepatienten diese waschaktive Substanz auf seine Gesichtshaut. Rasch verschwand die Akne, weil durch den sauren pH-Wert die eitrigen Sekrete im Unterhautgewebe verblieben und so nicht mehr sichtbar wurden. Das war der Durchbruch, und das Experiment wurde zum Vorreiter der sauren Kosmetikprodukte und Syndets.

Syndet setzt sich aus dem Wort synthetisch *(chemisch)* und Detergens *(lat. detergere = abwischen)* zusammen. Es handelt sich um künstlich hergestellte waschaktive Substanzen (WAS) wie in einem Waschmittel, die auch als Tenside bezeichnet werden. Syndets lösen genau wie Seifen Schmutz in Wasser. Durch die Mischung verschiedener Tenside lassen sich die Reinigungskraft und die Schaumbildung steuern. Syndets sind auf einen sauren pH-Wert von meist 5,5 eingestellt.

Aus Heinz Maurer, dem Mediziner und Erfinder der »Seife ohne Seife«, wurde der Leiter der Firma Sebapharma, die 1967 das Waschstück Sebamed auf den Markt brachte. Diese Seife durfte nicht als Seife bezeichnet werden, weil bei der Herstellung keine Verseifung stattfindet. Die Verbannung der bewährten basischen Kernseife war besiegelt. Seitdem passte die Kosmetikindustrie den pH-Wert ihrer Produkte permanent den regelmäßig gemessenen sauren Ausscheidungsprozessen der Menschen an. Während in den Sechzigerjahren der Durchschnittswert der sauren Ausscheidungen bei einem pH-Wert von 6,5 lag, sind wir heute bei pH 5,0. »Der Säureschutzmantel der Haut darf nicht zerstört werden«, wurde zu einem geflügelten Satz und prägte sich in den Köpfen ein.

Der entscheidende kritische Punkt im Bezug auf Säure-Basen-Regulation und Entsäuerung ist, dass bei einer sauren Körperpflege keine pH-Wert-Differenz zu sauren Stoffwechselsekreten besteht. Die Haut hat einen direkten Zugang zur Bindegewebsflüssigkeit mit sauren Valenzen. Wenn Sie auf saure Hautausscheidungen saure Körperpflege geben, unterbleibt eine Neutralisation der ausgeleiteten Säuren. Zusätzlich halten sich die Säuren weiterhin im Unterhautgewebe auf, weil durch den sauren pH-Wert des Körperpflegeproduktes kein osmotischer Druck aufgebaut wird.
Klassische Kernseife verhält sich anders auf der Haut. Durch den teilweise hohen pH-Wert bis ca. 11 werden Säuren gebunden. Saure Sekrete lassen sich über die Haut aus dem Körper »auslaugen«. Früher bereitete man sich bei Nagelbettentzündungen ein Fuß- oder Handbad mit Kernseife. Ich kenne aus meiner Krankenpflegezeit basische Seifen-Fußbäder bei offenem Bein *(Ulcus)* und basische Abwaschungen bei wund gelegenen Pflegebedürftigen *(Dekubitus)*.
Sie dienten der Entgiftung und Wundheilung.

Klassische Seife ist basisch mit einem pH-Wert von 9,2

Während Syndets erst in den vergangenen Jahrzehnten entwickelt wurden, ist die Seife so alt wie die Kulturgeschichte der Menschheit. Schon im 3. Jahrtausend vor unserer Zeitrechnung berichten Tontafeln, die im Gebiet zwischen Euphrat und Tigris beschrieben wurden, über den Gebrauch von Seifen, die aus Öl und Pottasche hergestellt wurden.

Seifen bestehen aus Salzen von Fettsäuren. Bei ihrer Herstellung wird eine Fett-Öl-Mischung, z. B. bestehend aus 80 Prozent Rindertalg und 20 Prozent Kokosöl, mit Natronlauge zusammengemischt. Es entstehen Glycerin und das Natronsalz der Fettsäure. Dem Fettsäuresalz werden pflegende Öle und andere Zusatzstoffe beigefügt, und die gesamte Masse wird in eine Form gegossen. Wird statt Natrium Kalium verwendet, entsteht die klassische Schmierseife. Die Verseifung mit tierischen Bestandteilen war die übliche Herstellung. Es ist auch möglich, basische Seifen auf rein pflanzlicher Basis herzustellen, z. B. mit Olivenöl.

Besonders die Großeltern-Generation ist meist stolz auf ihre glatte, gepflegte Haut und schwört auf die einfache Kernseife. Niemand zerstörte damals seinen »Säureschutzmantel«. Entscheidend für eine gute Körperpflege ist der alkalische pH-Wert um 9,2 und nicht die marginalen Zusätze, die dem Diktat einer Marketing-Abteilung folgen.

Der Säureschutzmantel ist überschüssige Säure

Dem Konzept des Säureschutzmantels widersprach der Arzt und Forscher Dr. Karl Rumler in dem Fachmagazin *Ärztliche Praxis* (Ausgabe 9/1971). Er erkannte sehr früh den Trugschluss und korrigierte die Behauptungen zum Säureschutz. Für ihn besteht der Säuremantel der Haut aus nichts anderem als aus sauren Ausscheidungen. Saure Körperpflege hemmt die natürliche Abgabe von Säuren und wirkt einer gesunden Ausleitung entgegen.

Das Saure ist ein Produkt von überschüssiger Säure im Körper, die durch die Haut nach außen abgegeben wird, da die Kapazitäten von Niere, Darm und Lunge bereits ausgeschöpft wurden. Das Gewebewasser verdunstet, und zurück bleibt eine saure Schicht – mitnichten ein schützender Mantel.

Laut einer Untersuchung der Universitätsklinik Eppendorf lässt sich über den Anteil des Schweißdrüsensekrets an der stark sauren Reaktion der Hautoberflächenschicht Folgendes aussagen: Der Schweiß liefert eine sehr verdünnte Lösung von Säuren auf der Haut. Diese anfänglich schwache Säurelösung bildet sich unter der Wirkung von Verdunstung zu einer Restflüssigkeit hoher Säurekonzentrationen um. Diese ist es im Wesentlichen, die das verhornte Epithel imprägniert und den hohen Säurewert herbeiführt. Es bleibt festzustellen: Je »saurer« eine Zivilisation lebt, desto saurer sind auch die Stoffwechselprozesse, die auf dem Ausscheidungsorgan Haut messbar sind.

Der Dermatologe und hoch angesehene Fachmann Prof. Dr. Volker Steinkraus entkräftet das Argument, dass die Seife starke alkalische Reaktionen hervorrufe und die Hautbarriere störe, als völlige Überbewertung und Fehlinterpretation. Seiner Meinung nach baut eine gesunde Haut den sogenannten Säureschutzmantel rasch wieder auf. Die klassische Seife ist wesentlich besser als ihr Ruf. Eine gesunde Haut ist in der Lage, die alkalische Reaktion wieder auszubalancieren.

Das Fruchtwasser ist basisch

Gegen die Theorie eines Säureschutzmantels spricht auch die Tatsache, dass das Fruchtwasser einer werdenden Mutter einen basischen pH-Wert von 7,5 bis ca. 9,5 aufweist. Wenn es nach herrschender wissenschaftlicher Lehrmeinung richtig wäre, dauerhaft saure Kosmetikprodukte zu verwenden, hätte die Schöpfung einen Fehler gemacht und dürfte den Fötus nicht neun Monate einer basischen Lösung aussetzen. Über den osmotischen Druck laufen nämlich im Mutterleib die Ausscheidungsprozesse über die Haut. Die Käseschmiere *(Vernix caseosa)* schützt das Baby bereits im Mutterleib. Sie ist unerreichbar die beste Kosmetik – von der Natur ausgedacht.

Johann Wolfgang von Goethe gilt nicht gerade als Experte der Dermatologie, doch gab er im Gespräch mit seinem Sekretär und Freund Eckermann über Fortschritt und Stagnation in der Forschung und der Aufklärung kund: »Man muss das Wahre immer wieder wiederholen, weil der Irrtum um uns her immer wieder gepredigt wird, und zwar nicht nur von einzelnen, sondern von der Masse, in Zeitungen und Enzyklopädien, auf Schulen und Universitäten.«

Kritische Zutaten in Kosmetikprodukten

Die INCI-Deklaration *(International Nomenclature Cosmetic Ingredients),* die seit dem 1. Januar 1998 beachtet werden muss, wird von Kunden, Fachhändlern, Vertriebsfirmen und teils auch von Chemikern und Fachleuten nicht verstanden. Wie auch, ist doch der Sprachmix aus Englisch und Latein schwer zu übersetzen und eine Liste mit mehr als 8000 Stoffen plus ca. 1200 Duftstoffen nicht mehr zu überblicken. Wie bei Lebensmitteln üblich, müssen alle Zutaten in absteigender Reihenfolge der Mengen aufgeführt werden. Eine lesbare Schriftgröße ist vorgeschrieben, wird jedoch selten eingehalten, weil sie gern dem Erscheinungsbild der Verpackung geopfert wird. Unstrittig ist, dass bestimmte Substanzen und Zutaten in Produkten, die die Haut pflegen und schützen sollen, nichts verloren haben. Ich führe einige der immer noch verbreiteten Zutaten an, die aktive Stoffwechsel- und Ausscheidungsfunktionen der Haut verhindern und damit einer natürlichen Entsäuerung entgegenwirken.

Silikone verhindern Ausleitung

Silikone, auf der INCI-Liste auch unter *Di- und Cyclomethicone, Polysiloxane,* PPG-14/4 zu finden, geben dem Produkt eine feine Geschmeidigkeit. Auf der Habenseite stehen ein gutes sensorisches Profil, eine bessere Kriech- und Dehnfähigkeit, Glanz und Glätte für Haare und eine Fixierung von Farbpigmenten in Lippenstiften, Lidschatten und Foundations. Silikone legen sich wie ein »Schutzfilm« auf die Haut und um das Haar. Mit einem wasserabweisenden Film dichtet Silikon die Haut regelrecht ab, staut Schweiß und verhindert eine Ausleitung von Stoffwechselprodukten über die Haut. Der Effekt *Falten-Filler* ist nur kurzfristig und oberflächlich. Silikone fetten nicht und enthalten keine Pflegestoffe. Sie belasten das Abwasser. Vor Jahren sagte mir ein erfahrener Chemiker: »Ein Produkt, das für ein angenehmes Hautgefühl Silikone benötigt, hat an sich schon eine schlechte Basisrezeptur.«

Paraffin, Petrolatum, Ceresin, Vaseline ...

... und deren Derivate Eucerin, Talgglyceride, Eutanol, Myriol werden aus Erdöl-Destillationsrückständen gewonnen. Diese Mineralöle sind preiswert, sehr reaktionsträge und verbinden sich schlecht mit anderen Stoffen. Sie eignen sich als Trägersubstanz von Wirkstoffen bei medizinischen Salben und werden nicht ranzig. Der Wirkstoff dringt ein, während das Paraffin auf der Haut verbleibt. Es lässt nichts hinein und nichts heraus. So werden Feuchtigkeit, Toxine und Stoffwechselsubstanzen mit eingeschlossen. Eine natürliche Hautatmung wird unterbunden, da Sauerstoff nicht mehr durch die Haut eindringen kann.

Streng genommen sind Mineralöle und deren Abkömmlinge natürlichen Ursprungs und stammen aus der Erde. Sie können sich im Körper, in Leber, Niere und Lymphknoten, anreichern – also in unseren Entgiftungsorganen. Selbst entzündliche Reaktionen an Herzklappen lassen sich ursächlich auf solche Zutaten in Körperpflegeprodukten zurückführen.

Tenside trocknen die Haut aus

Die Bezeichnung stammt aus dem Lateinischen *(tension)* und meint Spannung. Tenside verringern die Oberflächenspannung einer Flüssigkeit, vor allem von Wasser. Wir finden sie in fast allen Reinigungsmitteln, ganz gleich ob für technische, häusliche oder körperliche Zwecke. Ohne Waschmittel, die die größte Menge Tenside enthalten, werden in Europa ca. 900 000 Tonnen von der chemischen Industrie oder Mineralölindustrie hergestellt.

Die Zeiten, in denen kleinste Bachläufe »überschäumten«, sind glücklicherweise vorbei. Laut WRMG *(Wasch- und Reinigungsmittel-Gesetz)* müssen Tenside zu mindestens 90 Prozent biologisch abbaubar sein. Der Verbraucher will ein angenehmes Schaumgefühl, da er mit ihm ein Gefühl von Reinigungskraft verbindet.

Das älteste Tensid ist die klassische Seife. Sie zählt zu den natürlichen Tensiden, genauso wie die *Zuckertenside, Alkyglycoside, Alkypolyglycoside oder Cocyl-Glutamate.* Diese neutral geladenen Schaumbildner sind mild und hautfreundlich. Sie sind in der *(zertifizierten)* Naturkosmetik erlaubt und stellen einen Kompromiss dar.

Kritischer zu betrachten sind die synthetischen Tenside, die auch als Syndets, als Detergenzien oder WAS *(waschaktive Substanzen)* bezeichnet werden. Diese kationischen *(positiv geladenen)* oder anionischen *(negativ geladenen)* Tenside gehen aggressiv zur Sache, trocknen stark aus, wirken extrem entfettend, hautirritierend und stellen den größten Anteil am Markt. Alle Syndets entfernen den schützenden Hydrolipidfilm *(Emulsion von Wasser= gr. hydro und Fett= gr. lipos)* und hinterlassen eine trockene bis gereizte Haut. Die Haut wird ständig beim Aufbau ihres Schutzfilms gestört und versucht aus eigener Kraft, der Entfettung entgegenzuwirken. Durch die häufig übertriebenen Waschgewohnheiten und eine falsche Pflege mit Syndets wird die Barriereschicht durchlässig.

Diesen Funktionsverlust der Haut kann man mit dem transdermalen Wasserverlust nachweisen. Tenside stören den »Natural Moisturizing Factor« *(Feuchtigkeitsgehalt)* oder deutlicher ausgedrückt: Die Kosmetikindustrie fördert mit Tensiden trockene und gereizte Haut, so dass nach dem Duschen oder Baden eine Creme oder Lotion benutzt werden muss.

Polyethylenglykol (PEG)

PEGs werden aus Ethylenoxid, ursprünglich ein militärisches Kampfgas, gewonnen. Das Gas ist extrem giftig, erbgutschädigend und potenziell krebserregend. Ich kann keinerlei positive Eigenschaften und Gründe für diese Inhaltsstoffe anführen. Sie schädigen die Membranfunktion der Haut und schwächen die Hautbarriereschicht. Viele der allergischen Reaktionen lassen sich auf PEGs zurückführen: Rötungen der Augen, Reizung der Schleimhäute, Kopfschmerzen, Hautirritationen, Neurodermitis.

PEG-Abkömmlinge sind Polyglykol, Polysorbate, Laureth-Sulfat, Ceteareth-2, Aluminiumchlorohydrat. Diese Substanzen sind sehr stabil und deshalb in der Umwelt nur schwer von Mikroorganismen abbaubar.

Formaldehyd ist krebserzeugend

Formaldehyd und dessen Abspalter werden als Bronopol, Bronidox, 2-Bromo-2-Nitropane-1, 3-Diol, 3-Dioxane, Imidazolidinyl-Urea, Diazolidinyl-Urea, Urea-Melamine deklariert. Zahnpasten und Mundwässer enthalten geringe Konzentrationen, Nagellacke und Nagelhärter jedoch bis zu 5 Prozent. Auch Desinfektionsmittel, wie sie in Großküchen, Krankenhäusern und Arztpraxen in Wandbehältern zu finden sind, enthalten diesen stark antimikrobiellen, hoch reaktiven und krebserzeugenden Stoff.

Parabene verhindern Mikroorganismen

Ob Benzyl-, Propyl-, Ethyl-, Methyl-, Phenyl-, Butyl- oder Isopropylparaben: Diese Hydroxybenzoesäuren (PHB-Ester) sind Konservierungsstoffe, die die Entwicklung von Mikroorganismen verhindern. PHB-Ester sind Stoffgruppen mit chemischen Verbindungen, die durch eine Reaktion einer Säure mit Alkohol unter Abspaltung von Wasser entstehen. Sie sind sicher und zuverlässig in ihrer Wirkung. Jeder, der einen Cremetopf oder Tiegel kauft, sollte sich darüber im Klaren sein, dass das kosmetische Produkt stabil und haltbar bleiben muss. Wie sollte es anders funktionieren, wenn der Verwender mit seinen Fingern in den Cremetopf greift, der unterschiedlichen Temperaturen ausgesetzt ist oder unverschlossen stehen gelassen wird? Parabene wirken antimikrobiell und antimykotisch.
Provokant und ironisch zu verstehen ist mein Statement: »Lie-

ber Parabene in der konventionellen Kosmetik als Schimmelpilze in einer Naturkosmetik.« Welches ist das kleinere Übel? Ich will Ihnen damit sagen, dass es im Verantwortungsbereich des Verbrauchers liegt, was uns die Industrie anbietet. Es müssen nicht teure Tiegel als Primärverpackung sein. Und eine Naturkosmetik, die in ihrer Struktur zusammenfällt und mikrobiologisch kippt, ist natürlich auch nicht wünschenswert. So sind wir wieder beim klassischen Kompromiss angekommen: Jeder Hersteller muss den besten Weg für sich finden, um marktfähig zu sein.

Der Kompromiss wackelt allerdings, bedenkt man, dass Parabene häufig Auslöser von allergischen Reaktionen sind. Sie stehen laut einer dänischen Studie sogar im Verdacht, den Hormonhaushalt von Kleinkindern empfindlich zu stören, Jungen unfruchtbar zu machen und Brustkrebs auszulösen (»Parabens used in Cosmetics Consumer Safety« der Europäischen Kommission von 2003/2010 – Wissenschaftliches Komitee für Verbraucherschutz SCCS).

Parfüm – alles andere als dufte

Die meisten zugesetzten Duftstoffe sind synthetisch hergestellte Parfümstoffe. Sie können sich im Körper anreichern. Einige nitro- und polyzyklische Moschusverbindungen lassen sich in der Muttermilch nachweisen. Die in nahezu jeder Naturkosmetik vorhandenen Mischungen aus ätherischen Ölen aus Citral, Citroneliol, Geraniol, Limonene und Linalool stammen zwar aus natürlichen Pflanzen, sind jedoch zur Gänze denaturiert. Sie müssen als Einzelzutaten laut Kosmetikrichtlinie deklariert werden, weil sie genauso wie die Chemie allergische Reaktionen hervorrufen können.

Zitronenöl enthält etwa 65 Prozent Limonene. Limonene stammen aus der Gruppe der Monoterpene. Zitronen- und

Orangenöl entstehen als Nebenprodukt bei der Saftproduktion. Auch aus Kümmelöl, Koriander und Pomeranzenschalenöl kann Limonen gewonnen werden. Geraniol ist Bestandteil der meisten ätherischen Öle. Es ist das Öl der Geranien und Rosen. Citral ist Hauptbestandteil von Zitronengrasöl. Linalool gehört zu den Aromen in Hopfen, Ingwer, Bohnenkraut, Thymian und Zimt. Ich will nicht unerwähnt lassen, dass es bei der Mischung aus ätherischen Ölen weniger um den Duft geht als vielmehr um »versteckte« konservierende Eigenschaften. Nur wird dies von Naturkosmetik-Herstellern nicht gern zugegeben.

Vorsicht vor Sonnenschutzmitteln

Ohne die Lichtenergie der Sonne wäre Leben nicht möglich. Das Wort »gesund« stammt sogar von »gesonnt« ab und bedeutet im ursprünglichen Sinne »von der Sonne erleuchtet«. Wie freut sich der Mensch nach einem langen, trüben, dunklen Winter über die ersten warmen Lichtstrahlen des Frühlings! Die Natur blüht auf. Und diese lebensspendende Lichtenergie brauchen auch unsere Zellen. Für den Stoffwechsel und Nährstoffaustausch brauchen wir Licht. Ohne Sonnenlichtenergie wird der Mensch krank.

Woraus besteht Sonnenlicht?

Sonnenlicht, das auf die Erde trifft, besteht aus sichtbarem Licht, ultravioletten Strahlen und Infrarotstrahlen. Ungefähr 37 Prozent der Energie entfallen auf sichtbares Licht, 3 Prozent auf ultraviolettes Licht, und ca. 60 Prozent sind Infrarotstrahlen.
Zwei Wellenlängen können der Haut schaden: die Frequen-

zen 320 nm UV-A- und der UV-B-Anteil zwischen 290 und 320 nm. Beide Strahlungen bräunen die Haut. UV-B-Strahlen wurden bisher als gefährlich eingestuft, während UV-A-Strahlen als harmlos galten. Deshalb filtern Sonnenschutzmittel UV-B-Strahlen meist deutlich wirkungsvoller heraus. Heute weiß die Forschung, dass der UV-A-Anteil viel tiefer in die Hautschichten eindringt und Hautschäden verursachen kann.

Die Photosynthese-Formel

Die Photosynthese-Formel ist der entwicklungsantriebsstärkste Prozess der Erde. Photo steht für Licht und Synthese für Zusammensetzung. Frei übersetzt bedeutet der Begriff Lichtzusammensetzung und beschreibt, wie die Pflanze mit Lichtenergie Stoffe bildet. In einem biochemischen Vorgang wandelt die Pflanze unter dem Einfluss von Sonnenlicht und mit Hilfe von lichtabsorbierendem Farbstoff *(Chlorophyll/Blattgrün)* Lichtenergie in chemische Energie um.

In Symbiose zwischen Mensch, Tier und Pflanze erhalten wir lebenswichtigen Sauerstoff, während die Pflanze von uns zeitgleich Kohlendioxid erhält. Aus diesem Kohlendioxid bilden die Pflanzen zusammen mit Wasser und Salzen Glukose. Von diesem energiereichen Einfachzucker ernährt sich die Pflanze. Aus Kohlendioxid, dem angeblich klimaschädlichen Gas, entsteht mit Wasser und Licht Zucker und Sauerstoff. Da die gebildeten organischen Substanzen zu Bestandteilen des Lebewesens werden, bezeichnet man deren Synthese als Assimilation. Die Photosynthese-Formel treibt durch die Bildung organischer Stoffe durch Sonnenenergie direkt und indirekt alle bestehenden Ökosysteme an. Ohne sie wären keine höher entwickelten Lebensformen möglich gewesen.

Was hat nun aber die Photosynthese/Assimilation mit Sonnenschutzmitteln zu tun? Was macht die Sonne heute so gefährlich? Tun wir der Sonne als Quelle von Licht und Leben vielleicht unrecht? Müssen wir uns vor ihren Strahlen schützen? Unsere Haut ist vergleichbar mit dem Blattgrün der Pflanzen. Wenn wir ein Blatt unter dem Mikroskop betrachten, sehen wir kleine Poren. Durch diese kleinen Öffnungen findet der beschriebene Luftaustausch statt. »Versiegeln« wir unsere Hautporen und unsere gesamte Hautfläche mit hohen »Schutzfaktoren« oder gar Lichtschutzblockern, schirmen wir unser Zellsystem vor Lichtquanten, Photonen und Lichtenergie ab. Wir können keine Biophotonen mehr bilden.

Vitamin-D-Mangel durch Sun-Blocker

Das Vitamin D wird erst durch einen Verwandlungsprozess zum Vitamin. Wenn Sonnenlicht über die Haut eindringt, verändert sich ein Prohormon, die Vorstufe eines Hormons, genannt 7-Dehydrocholesterin, in das Provitamin D_3. Nach einigen Tagen wiederum durchläuft die Vorstufe in der Haut weitere Veränderungen und wird zum Vitamin D_3. Unser Knochenaufbau ist von der Vitamin-D-Bildung abhängig. Wird der ganze Vorgang durch die Verwendung von Sun-Blockern gestoppt, so kommt es zu einem Mangel an Vitamin D.

Melanin als natürlicher Schutzfaktor

Den natürlichsten Schutzfaktor bildet die Natur im Alleingang. Wird die Haut intensiver Sonnenstrahlung ausgesetzt, produziert sie eigenständig die Basis für die allgemein geschätzte Bräune, den Farbstoff Melanin. Über dieses natürliche Sonnenschutzmittel Melanin reguliert der Körper, wie viel ultraviolette Strahlung in die tieferen Hautschichten eindringt. Je stärker jemand bräunt, umso mehr Melanin bildet sich und umso größer ist der natürliche Schutzfaktor.

Einen leichten natürlichen Lichtschutz bis ca. LF 4 (Lichtschutzfaktor) bieten Jojobaöl, Avocadoöl und Olivenöl. Physikalische Schutzfaktoren wie Zinkoxid, Talkum und Titanium-Dioxid funktionieren durch Lichtreflexion. Kleine Partikel lenken die Lichtstrahlen ab. Eine chemische Reaktion findet auf der Haut nicht statt. Sind mineralische Filter in einer basischen Grundemulsion eingebettet, führen die Mikropigmente zu keiner allergischen Reaktion.

Sonnenschutzmittel schützen nicht vor Hautkrebs

Sonnenschutzmittel suggerieren eine Sicherheit, die nicht vorhanden ist. Bräunungsbeschleuniger und krebserregende Farbstoffe können in Verbindung mit UV-A-Strahlen die Haut schädigen und die Immunabwehr der Zellen schwächen. Chemische Filter wie Octylmethoxycinnamat beeinflussen laut Forschungsergebnissen der Universität Zürich den Hormonhaushalt und fördern Krebszellwachstum. Es mag paradox klingen, aber es gibt Studien, die belegen, dass Sonnenschutzmittel die Hautkrebsrate haben steigen lassen.
Wie kommt das? Bei chemischen Lichtschutzfaktoren entsteht eine aktive Reaktion, um bestimmte Strahlen zu absorbieren. Durch Sonnenschutzmittel weicht das natürliche Aufnahmeverhältnis der Haut zwischen UV-B und UV-A von der Spektralverteilung des Sonnenlichtes stark ab. Jemand, der sich mit einem Mittel eincremt, das vorwiegend vor UV-B schützt, setzt sich folglich einer höheren Dosis UV-A aus. Damit soll das Risiko für Erkrankungen steigen. Diese Hypothese wird wissenschaftlich damit begründet, dass das schützende Vitamin D, das beim ungeschützten Aufenthalt in der Sonne gebildet würde, durch Lichtschutzfaktoren verhindert wird.

Im *American Journal of Public Health* stellten die Brüder Frank C. und Cedric F. Garland (Pionier Vitamin-D-Forschung/Epidemiologie-Studie) folgende Beobachtung vor: »Weltweit nahm in Ländern, in denen chemische Sonnenschutzmittel empfohlen und benutzt wurden, die Zahl der malignen Melanome am stärksten zu. In den USA, in Kanada und in den skandinavischen Ländern sind die Fälle von Melanomen in den letzten Jahrzehnten am stärksten nach der Einführung von Sonnenschutzmitteln gestiegen. Besonders in Australien, wo Sonnenschutzmittel stark propagiert wurde, stieg die Zahl ungewöhnlich an.«

Leichte bis mittlere Lichtschutzfaktoren werden heute oft automatisch in jede normale Tagespflegecreme integriert. Die Markenanbieter argumentieren mit einem »Zusatznutzen« ihres Produktes für den Verbraucher. Lichtabschirmung der Zellen gibt es inklusive, und sie wird so positiv vermarktet, dass der Verstand ausgeblendet scheint. Lichtschutzfaktoren in einer ganz normalen Gesichtspflege sind eine Dummheit, weil in unseren Breitengraden nicht das Licht zur Hautalterung beiträgt, sondern die vielen problematischen Inhaltsstoffe in der Kosmetik und eine ungesunde Lebensweise.

Sonnenbrand oder Säurebrand?

Unsere Haut hat eine Ausscheidungsfunktion, und gleichzeitig nimmt sie Lichtenergie auf. Konventionelle Kosmetik mit saurem pH-Wert, abdichtenden Silikonen und Erdölderivaten, mit Duft- und Konservierungsstoffen in Kombination mit abschirmenden chemischen Lichtschutzfaktoren trägt maßgeblich zur Übersäuerung der Bindegewebsflüssigkeit bei. Je übersäuerter ein Organismus ist, umso mehr sammeln sich Säuren auf der Hautoberfläche. Treffen Sonnenstrahlen auf ausgeschiedene Säuren, werden diese mit zunehmender Wärme aggressiver. Diese Kombination ergibt den gefürchteten Sonnenbrand, der eigentlich als Säurebrand bezeichnet werden müsste. Auch die bekannte Sonnen- oder Mallorca-Akne hat ihre Ursache in der Kombination Licht, Sonnenwärme, Säurekonzentration auf der Haut und Kosmetika. Die Sonne ist nicht Auslöser von Sonnenallergien. Ganz im Gegenteil, sie stärkt und aktiviert die Abwehrkräfte.

Energetisch-mentale Übersäuerung

Die bisher angeführten Übersäuerungsursachen beziehen sich auf Ernährung und Körperpflege. Selbst wenn auf diesen beiden Feldern an alles gedacht und alles berücksichtigt wird, kann die Stoffwechsellage eine saure sein. Nach meiner Erfahrung stellt eine mentale Verschlackung alles andere in den Schatten. Die besten Lebensmittel nützen nichts, wenn über eine gedanklich-geistige Ebene ständig Säureüberschuss entsteht. Diese Form der Verschlackung ist wahrscheinlich die am schwierigsten zu lösende Blockade. Sie steht am Anfang aller anderen Verdichtungen in der Zellstruktur, denn bevor sie sich in der Physis manifestiert, existiert sie bereits.
Die nicht sichtbaren Ebenen werden Astral-, Mental- und Geistkörper genannt. Negative Denkweisen, Gedankenmüll, ungelöste Konflikte, energetische Turbulenzen und Verstrickungen, alle Arten von negativen Nachrichten, Informations- und Reizüberflutungen, aggressive Musik, Lärm, Elektrosmog, Distress usw. können dazu führen, dass die gesamte Umsetzung von Nahrung in Energie *(Stoffwechsel)* zum Leben *(Lebensenergie)* in einer ungünstigen Stoffwechsellage mündet. Meist reagiert der Körper mit erhöhter Säurebildung aus einer psychischen Notlage heraus.

Übersäuerung durch Stress

Was verstehen Sie unter Stress? Was bringt Sie in Stresssituationen? Besteht das Arbeitsleben in unserer stressgeplagten Gesellschaft aus Stress? Sind wir nicht mehr belastbar und durch Erleichterungen, die der technische Fortschritt brachte, verwöhnt?

Zweifellos hat sich die Arbeitswelt für Unternehmen und Mitarbeiter kolossal verändert. Internationaler und wachsender Wettbewerb, die digitale Vernetzung, Mobilität, Flexibilität, Beschleunigung und ständige Erreichbarkeit haben den Druck auf viele Menschen erhöht. Dieser gefühlte Druck, das ist im eigentlichen Sinne Stress und bei jedem individuell anders. Nicht die Arbeit als solche belastet oder überfordert, sondern das Drumherum, die Komplexität. Der Termin- und Leistungsdruck wird vielen Menschen zu viel.

In der Sprache der Workflow-Optimierer und des Gesundheits-Coachings heißt dieses Problem »Arbeitsverdichtung«. Interessanterweise spricht die Medizin bei Verschlackung und Übersäuerung der Gewebe auch von »Verdichtung«: Verdichtung der extrazellulären Zellmatrix.

Und tatsächlich finden sich Gemeinsamkeiten, denn wenn der Druck über einen langen Zeitraum hoch ist, fordert der Körper seinen Tribut. Depressionen und Burn-out heißen die Krankheiten, die in den nächsten Jahren weiter rapide ansteigen werden. Nicht umsonst hat das Bundesministerium für Arbeit das Thema zur Chefsache erklärt. Psychische Erschöpfung ist der häufigste Grund für eine Frühverrentung. Außerdem verursachen Ausfälle durch Stress die höchsten Kosten, denn fällt jemand durch Depression oder Burn-out aus, dann fehlt er lange und ist bei der Rückkehr an den Arbeitsplatz nicht voll belastbar. Für die Überlastung dürfen wir nicht nur arbeitsbezogene Faktoren heranziehen. Private und gesellschaftliche Einflüsse tragen ebenso dazu bei.

Stress wirkt sich körperlich aus, ist doch alles mit allem verbunden. Das vegetative Nervensystem hält alle lebenswichtigen Organfunktionen aufrecht und passt den Körper an die »Stressbedingungen« an. Wir können das Nervensystem nicht willentlich beeinflussen. Kreislauf, Blutdruck, Verdauung, Drüsen, Schlaf usw. regeln sich über die beiden Nerven-Gegenspieler Sympathikus und Parasympathikus. Sie halten die physiologischen Bedingungen für Aktivitäts- und Erholungsphasen *(Homöostase)* aufrecht. Der Einfluss des Sympathikus verschiebt das Gleichgewicht Richtung sauer; der des Parasympathikus in Richtung basisch.
Unter Stress schüttet der Sympathikus Hormone aus, die einen Säureschub auslösen. Stress und Übersäuerung schaukeln sich gegenseitig hoch. Permanente Anspannung verursacht Übersäuerung. Umgekehrt entsteht durch ein übersäuertes Zellmilieu Stress für das vegetative Nervensystem. Säure aktiviert den Sympathikus selbst dann, wenn wir uns erholen und entspannen wollen.

Wenn Sie im »Hamsterrad« Stress rotieren und gefangen sind, stellt sich die Frage: Wie gelangen Sie zu einer optimalen Arbeits-, Gesundheits- und Lebensgestaltung, und wie verwirklichen Sie Ihre Lebensphilosophie? Wer Haben und Sein verstanden hat, weiß: Besitz kann belastend sein. Schauen Sie auf Ihrem Dachboden nach, was an Unnützem Sie womöglich erdrückt. Gehen Sie in den Keller oder in die Vorratsräume und erfassen Sie, was Sie über Jahre lagern. Ist es nicht erstaunlich, welche Dinge ein Mensch in unserer westlichen Zivilisation anhäuft? Machen wir uns klar, dass wir unbewusst den angehäuften Krempel wie unnütze Schlacken mit uns herumtragen! Ich kenne Menschen, die horten, bewahren und halten ihre körpereigenen Schlacken krampfhaft fest und wollen/können nicht einmal ihre eigenen Stoffwechselendprodukte loslassen.

Festhalten an nicht stimmigen Lebensbezügen, an belastenden Denkweisen und ungesunden Gewohnheiten ist Stress pur. Loslassen und die Bereitschaft zur Veränderung weisen den Weg aus der Stressfalle. Das Sich-lösen-Können von materiellem Besitz und immateriellen Mustern schenkt ein befreiendes Gefühl. Dies ist im Hinblick auf Fitness fürs Leben eminent wichtig. Denn die Welt im Äußeren können wir erst verändern, wenn wir uns selbst in unserem Inneren verändert haben.

Übersäuerung durch Schlafmangel

Mit der Erfindung der Glühbirne vor ca. 200 Jahren verlängerte der Mensch scheinbar den Tag. Künstliches Licht ermöglicht uns das Arbeiten bei Nacht. Statistisch gesehen verkürzten sich die Ruhephasen der Menschen kontinuierlich, was zur Folge hat, dass wir weniger schlafen und die Regenerationszeit schrumpft. Schlafstörungen, mangelnde Ruhepausen und viel zu kurze Regenerationszeiten begünstigen die Übersäuerung. Des Nachts passiert in unserem Organismus aber so einiges. Während das Herz-Kreislauf-System herunterfährt, arbeiten andere Organe wie z. B. die Leber intensiver als untertags. Was glauben Sie, wann ein gesunder Organismus am meisten Gewicht verliert? – Über Nacht, während des Schlafs.

Achten Sie auf ein ausreichendes Schlafpensum. Ein dauerhaftes Defizit schadet Ihren Organen und Nerven. Schlaf lässt sich nicht nachholen. Vorausschlafen geht auch nicht, denn der Schlaf ist nicht speicherfähig. Nicht ohne Grund sprechen wir von einem Schönheitsschlaf. Und es gibt ihn tatsächlich.

Übersäuerung durch Elektrosmog

Aber nicht nur das Schlafpensum ist zur Regeneration wichtig, sondern auch Ihr Schlafplatz. Ein Drittel unseres Lebens verbringen wir im Schlaf. Das Umgebungsklima sowie Strahlenmilieu können die Erholungsphase positiv oder negativ beeinträchtigen. Durch die Elektrifizierung sind wir heute überall von elektromagnetischen Streufeldern umgeben.
Krank machende Einflüsse gehen oft vom Schlafplatz aus. Verbannen Sie aus Ihrem Schlafzimmer Fernseher, Telefon und Betten, die im Kopfteil mit einem integrierten Radiowecker ausgestattet sind. Schlaflosigkeit, Kopfschmerzen und vegetative Dystonie (Schwächungen des Nervensystems) stehen u. a. im direkten Zusammenhang mit elektrischen Feldern. Metallroste und Federkernmatratzen verstärken die Aufladung von Fremdenergien. Empfehlenswert sind ein Austausch gegen Holzroste und die Installation eines Netzfreischalters, der Ihnen einen »spannungsfreien« Schlaf schenkt. Wer keinen Strom benötigt, braucht auch keine Spannung!

Elektrische Umweltverschmutzung hat einen Namen: Elektrosmog. Die Elektrifizierung unserer Gebäude und Arbeitsumwelt ist so selbstverständlich, dass wir uns kaum Gedanken über Geräte, Sicherungskästen, Stromverteiler und Leitungen machen. Ohne Elektrifizierung gäbe es das Informations- und Kommunikationszeitalter nicht. Bei allen Vorteilen, die dieser Fortschritt uns brachte, mehren sich die Stimmen, die auf die Schattenseiten hinweisen. In der Baubiologie beschäftigt man sich intensiv mit dem Gefahrenpotenzial des Elektrosmogs. Elektromagnetische Felder, die von außen auf unseren Körper einwirken, können unsere Lebensqualität verschlechtern. Unsere Körperfunktionen werden über unser vegetatives und zentrales Nervensystem gesteuert. Dies geschieht über biochemische Vorgänge und über leichte Stromimpulse. Denken Sie an unsere Zwischenzellflüssigkeit, über die sich unsere Zellen mit winzigen elektromagnetischen Signalen verständigen. Unser Körperwasseranteil ist ein guter elektrischer Leiter. Elektrochemische und biochemische Prozesse folgen in allen Zell- und Organteilen geregelten Abläufen mit selbststeuernden und selbstkorrigierenden Eigenschaften. Störungen bzw. Frequenzen von außen können Veränderungen und Fehlentwicklungen auf der Molekularebene, sprich Zellebene, bewirken. Aussagen über die Wirkung von technisch erzeugten Feldern auf biologische Systeme fallen wegen der Komplexität jedoch schwer.

Die Energie in unseren Leitungen ist ein Wechselstrom mit 50 Hz *(Hertz)*. Hertz ist die Frequenz einer elektromagnetischen Strahlung pro Sekunde. Die Einheit ist nach dem deutschen Physiker Heinrich Hertz benannt, der diese Strahlung entdeckte. Aufgrund des Wechselstroms haben wir es auch mit Wechselfeldern zu tun, die bei 50 Hz ihre Richtung 50-mal in der Sekunde ändern. Diese Felder sind immer vorhanden, wenn Spannung (Strom) in Leitungen, Schaltern, Lampen usw. anliegt. Unser Körper verhält sich im elektrischen Wechselfeld wie eine Antenne und koppelt an das Feld an. Die aus dem Feld aufgenommene und am Körper anliegende Spannung lässt sich messen. Magnetische Wechselfelder durchdringen unseren Körper und führen in seinen unterschiedlichen Flüssigkeitssystemen (Blut-, Lymph- oder Nervenbahn) zu Verschiebungen der Ladungen. Das ist der entscheidende Punkt. Änderungen des Konzentrationsgefälles (Osmose) führen zu Veränderungen im Stoffwechsel mit Folgen für das gesamte Zellmilieu. Wechselfelder schwächen das Immunsystem, und der Mensch wird für Krankheiten anfälliger.

Ein noch größeres Gefahrenpotenzial geht von Hochfrequenzen aus. Wer von uns möchte freiwillig an einer Sendeanlage oder einem Funkmast wohnen? Mobile Telefonstrahlung, Radar, Radio, Fernsehen – unsere Atmosphäre ist dicht mit unsichtbaren Abstrahlleistungen (Leistungsdichte) angefüllt. Es gibt Wissenschaftler, die meinen, dass das Waldsterben und das Bienensterben auf die Belastung durch diese Felder zurückzuführen seien. Aus medizinischer Sicht kann hochfrequente Einstrahlung Herzerkrankungen, Muskelverspannungen und rheumatische Erkrankungen begünstigen, ohne dass Rheumafaktoren im Blut festzustellen sind.

Übersäuerung durch Erdstrahlen

Sie kennen das Phänomen sicherlich: Mehrere Bremsspuren weisen schnurstracks auf einen stämmigen Baum hin, der mehrfach einem Fahrzeugaufprall standhalten musste. Links und rechts von dem Baum gibt es genügend Ausweichmöglichkeiten, die niemand nutzte. Es gibt wunderbare Wohnungen mit traumhafter Ausstattung und Lage, und doch erkranken mehrere aufeinander folgende Mieter oder sterben an der gleichen Krankheit. Es gibt Wohnsiedlungen, die von unseren Vorfahren aufgrund der Gegebenheiten nie als Baugebiet erschlossen worden wären. Heute ist dort die Krankheitsrate »unerklärlich« hoch. Es könnte sein, dass Erdstrahlen die Auslöser sind.

Erdstrahl ist ein allgemeiner Begriff. In der Radiästhesie und Geobiologie (Fähigkeit, z. B. Wasser- oder Metallvorkommen aufzuspüren) spricht man von elektromagnetischen Feldern, Verwerfungen, Störzonen oder ganz konkret von Gitternetzen, Curry-Netz und Hartmann-Gitter. Erdstrahlen sind vorhanden, wenn unterirdische Wasseradern fließen. Sie erzeugen Energie, die sich senkrecht nach oben in einem Linksdrall bewegt. Professor Fritz Albert Popp, Photonen-Forscher, spricht vom »Spin«.

Der Limes (römische Grenzbefestigungen, längstes Bodendenkmal in Deutschland) wurde auf einer geomantischen Linie (Energiezone) errichtet, die ganz Europa durchkreuzte. Grundstücksgrenzen wurden auf radiästhetisch markanten Linien festgelegt. Die alle 10 x 10 Meter auftauchenden Doppelzonen des Globalgitternetzes dienten als Längenmaßsystem. Feinstrukturen der Gitternetze waren Grundlage der Architektur, besonders bei den großen Kirchen und Klöstern Europas. Unter jedem Gebäude verlaufen Wasseradern in bestimmten Abständen von Nord nach Süd und auf der gleichen Grundfläche in anderer Tiefe von West nach Ost. So entsteht ein Gitter.

Für die Entwicklung von Krankheiten sind Frequenz, Intensität und Zeitraum der Strahlung maßgebend. Besonders Wasseraderkreuzungen wirken stark. Bei einem unbelasteten, gesunden Menschen weisen alle Körperflüssigkeiten und die Zellkerne einen Rechtsdrall auf *(Doppelhelix)*. Das Blut ist zur Hälfte magnetisch und elektrisch geladen. Wenn Menschen dauerhaft den Energien von Erdstrahlen ausgesetzt sind, können bestimmte Ordnungsabläufe und die Grundregulationen des Säure-Basen-Haushalts nicht mehr eingehalten werden. Das Blut verändert sich hin zu elektrisch stärkeren Werten. Durch die Wirkung von Wasseradern werden Körperflüssigkeiten und Zellkerne zu einem Linksdrall gezwungen. Ein geregelter Auf- und Abbau der Zellen ist erschwert. Je weniger Eigenaktivität der Körper hat und je schwächer das Immunsystem, desto anfälliger wird er für andere Energien.

Übersäuerung in Gedanken, Worten und Werken

Wer gesund bleiben oder werden möchte, wer das Leben in seinen Zusammenhängen versteht, wird seinen Gedanken volle Aufmerksamkeit schenken und zusätzlich zur äußeren, körperlichen Pflege auf seine gedankliche Hygiene achten. Niemand kann uns das Denken verbieten. Wir dürfen denken, was wir wollen. Das gibt uns Freiheit, Verantwortung und Macht. Ändert sich nämlich das Denken, dann ändert sich die Zukunft.

Gedanken gehen Wörtern voraus. Die Kraft der Gedanken schafft entsprechende Energiefelder und Realitäten. Es entsteht nichts, was nicht vorher gedacht wurde. So prägen unsere Gedanken unser Leben und unsere Zukunft. Jeder von uns kann also kraft seiner Denk- und Handlungsweise auf seinen Wirkungskreis einwirken und sowohl positiven wie negativen Einfluss nehmen. Auch was wir gedanklich anderen zufügen, überträgt sich auf die Schwingung der Erde und steht in Wechselbeziehung zu uns selbst. Auf gut Deutsch: Was der Mensch sät, wird er ernten.

Zwischen diesen Energiefeldern vollzieht sich die kosmische Gesetzmäßigkeit von Ursache und Wirkung. Sie wirkt und vollzieht sich in jedem menschlichen Gedanken. Darüber lohnt es sich nachzudenken, denn alles Ungesetzmäßige fällt wie ein Magnet auf den Urheber zurück. Wo gute Energie nicht »fließen« kann oder behindert wird, bilden sich Schlacken. Giftige Gedanken gehen mit einer Vergiftung in der Zellmaterie einher und führen zu Blockaden im Nervensystem. Es verkrampft sich und sondert Gifte ab, die entweder anfällige Organe schädigen oder den gesamten Organismus vergiften. Der Mensch erkrankt, weil er vergiftete Gedanken bewegt. Negative Gedanken schädigen den eigenen Körper und »verletzen« die Gesamtatmosphäre im Kosmos.

Ehe ein Wort gesprochen wird, geht diesem ein Gedanke voraus. Wörter sind das Ergebnis der Gedanken und wirken auf uns. Manchmal sagen sie nicht viel aus, doch verrät der Gedanke, der mit dem Wort ausströmt, welche Wahrheit und wes Geistes Kind sich offenbart. Disharmonie in Gedanken, Worten und Werken wirkt mit seinen Gegensätzlichkeiten beständig auf das Nervensystem ein, welches das Verbindungsnetz zur Seele ist. Tägliche Gedankenhygiene ist ein wesentlicher Beitrag zur vollkommenen Gesundheit und öffnet den Zugang zur Seele.

Übersäuerung im Geistbewusstsein

Im gewöhnlichen Alltag verfolgt niemand seine Worte und Gedanken bis zur Quelle ihrer Entstehung. Das gesprochene und geschriebene Wort ist etwas Materielles. Bevor immaterielle Gedanken entstehen, geht diesen aber noch etwas Übergeordnetes voraus. Grundlage allen Seins ist der Geist. Unser Körper ist grobstoffliche Materie mit begrenzter Lebenszeit und Herberge unserer Seele. Im Gegensatz zu unserem Körper ist unser Geistkörper, Seele genannt, unvergängliche, ewige Energie. Der irdische Leib ist ohne Seele nicht lebensfähig. Sie besteht nicht aus materiellen, sondern aus geistigen Atomen. Die Bewusstwerdung dessen zeigt sich in der Ausstrahlung des Menschen. Die Aura zeigt, wie die Seele beschaffen ist.

Jede Körperzelle hat ein geistiges Bewusstsein. Das Geistbewusstsein fließt in den gesamten Zellaufbau und erfasst den ganzen Körper. Das Zwischenzellgewebe (Grundsubstanz-Matrix) leitet sowohl die positiven wie negativen Kräfte weiter und bewirkt den Schwingungsgrad des Menschen. Alles, was uns täglich bewegt – Gedanken, Gefühle, Sorgen, Nöte,

Krankheiten –, bestimmt unsere seelische Frequenz. Jede Zelle hat alle Empfindungen, Erlebnisse und Erlebtes gespeichert. Ist das Nervensystem verkrampft, angespannt und disharmonisch, kann das Geistbewusstsein die Zellen nicht ausreichend mit Lebenskraft versorgen.

Der Mensch ist also Schwingung und kann diese mit seinem Denken und seiner Geisteshaltung verändern. Wir sind für harmonische und disharmonische Töne verantwortlich. Bezeichnenderweise bedeutet das Wort Person (lateinisch: *per sonare*) hindurchtönen. Demnach ist jede Krankheit eine Frequenzstörung und ein »musikalisches« Problem, weil das Instrument »verstimmt« ist.

Unsere biologischen Lebensvorgänge werden von einem weiteren geistigen Aspekt gesteuert. Darunter ist ein feinstoffliches System zu verstehen, das im Verbund mit unserem Körper arbeitet und uns mit geistiger Energie versorgt. Die Zentren heißen Chakren, die sich auf sieben Haupt- und sieben Nebenzentren verteilen. *Chakra* bedeutet Rad und besteht aus einem festen Teil (Stator) und einem sich drehenden Teil (Rotor). Die Zentren heißen:

- Wurzel- oder Basischakra
- Sakral- oder Sexualchakra
- Nabel- oder Solarplexuschakra
- Herzchakra
- Halschakra
- Stirnchakra oder Drittes Auge
- Kronen- oder Scheitelchakra

Kosmische Energie fließt über die Schädeldecke in unsere Körper und leitet sie zu den anderen Haupt- und Nebenzentren weiter. Alle Energiezentren bilden ein im Kreislauf arbeitendes System, das durch die Eigendrehung der einzelnen

Chakren rechtsdrehend rotiert. Drehen Chakren sich schnell, leuchten sie stark und ihre Farben sind klar. Sind sie voll geöffnet und kann die Lebensenergie (Prana) voll fließen, ist der Mensch nicht nur körperlich und seelisch gesund. Er soll sich dann auf einer hohen Schwingungsebene und hohen spirituellen Entwicklungsstufe befinden.

Jedes der Chakren ist für ganz bestimmte Bereiche der körperlichen und seelisch-geistigen Gesundheit zuständig. Störungen und Blockaden der Chakren können sich sowohl auf der physischen als auch auf der psychischen Ebene zeigen.

»Es ist der Geist, der die Welt bewegt«, sagte Antoine de Saint-Exupéry. Der Geist steuert alles, und wir können den Geist steuern. Wer nur den Körper behandelt, der belässt die Ursache und Wirkung in der Seele. Ganzheitliche Heilung ist nur dann möglich, wenn die Seele sich von allen Belastungen reinigt. In manchen Fällen hilft das allein mehr als alle ärztliche Kunst und pharmazeutischen Präparate zusammen.

Kapitel 6

Die Folgen der Übersäuerung

So wie unterschiedliche Ursachen für eine Gewebeübersäuerung in Betracht zu ziehen sind, so verschieden können Symptome sein. Das Spektrum reicht von harmlosen Signalen wie Abgeschlagenheit und Müdigkeit über äußerliche Anzeichen und Befindlichkeitsstörungen bis hin zu schweren Erkrankungen. Ein übersäuerter Körper ist grundsätzlich für alle typischen Zivilisationskrankheiten anfälliger. Zivilisationskrankheiten sind im Prinzip Übersäuerungskrankheiten.
Allein der Begriff Zivilisationskrankheit macht schon stutzig. Handelt es sich um Krankheiten, die Menschen in unserer zivilisierten Gesellschaft bekommen? Sind es Krankheiten, die als Nebenwirkung unseres hohen Lebensstandards dazugehören? Die meisten Menschen verbinden mit dem Begriff *Zivilisationskrankheit* eine sogenannte Wohlstandskrankheit. Sie entwickelt sich bevorzugt in Industriestaaten, wenn in allen Bevölkerungsschichten die Grundbedürfnisse Essen und Trinken überaus üppig befriedigt werden und ein ungesunder Lebensstil gepflegt wird.
Während die Gefahren der Infektionskrankheiten, die in der vorindustriellen Zeit überwogen, dank medizinischem Fortschritt gebannt sind, dominieren heute in unserer Zivilisation typische Wohlstandskrankheiten. Eine klare Abgrenzung, welche Krankheit allein ihre Ursache in den vorherrschenden Lebensverhältnissen hat, existiert nicht. Ich erhebe deshalb keinen Absolutheitsanspruch und hüte mich davor, nachfolgend beschriebene Symptome und Krankheitsbilder ausschließlich auf die Vergiftung und Verdichtung der extrazellulären Flüssigkeit zu reduzieren. Unstrittig ist aber, dass sich die meisten »sauren« Leiden vom Zustand des Zellmilieus ableiten.

Übersäuerung und Übergewicht

Sind übergewichtige Menschen »saurer« als Menschen mit Normal-, Ideal- oder Untergewicht? Die Einteilung nach dem Körpermasse-Index BMI *(Body Mass Index)* bietet lediglich einen Richtwert der »Gewichtsklassen« und sagt nichts über den Übersäuerungsstatus aus. Pauschal will ich die Frage nicht beantworten, denn sie hängt von der Art des Übergewichts und von der Persönlichkeit ab. Sie kennen bestimmt rundliche, gesunde Menschen, die nichts aus der Ruhe bringen kann und die im wahrsten Sinne des Wortes ein gemütliches, abgerundetes Leben führen. Sie kümmern sich nicht um Schönheitsideale und quälen sich nicht mit Diäten. Sie fühlen sich einfach wohl und erreichen nicht selten ein hohes Alter. Diese kleine Gruppe sollte sich jetzt nicht angesprochen fühlen.

Ich will aber auch nicht missverstanden werden. Allgemein gehört das Streben nach Normalgewicht zur besten Gesundheitsvorsorge. Übergewicht gilt nicht direkt als Erkrankung, aber als Ursache weit verbreiteter Folgeerkrankungen. Es ist logisch, dass unnötiges Gewicht den Stoffwechsel, das Herz-Kreislauf-System und die Gelenke belastet. Wenn jemand zehn Kilo zu viel auf die Waage bringt, entspricht dies bildlich ausgedrückt zehn Paketen Mehl, die Tag für Tag mitgeschleppt werden.

Bis auf wenige Ausnahmen gibt es eine Gesetzmäßigkeit, die Übergewicht bewirkt: zu viel Energiezufuhr und gleichzeitig zu wenig Energieverbrauch. So einfach ist das. Der Körper verfügt zwar bis zu einem gewissen Grad über ausgleichende Maßnahmen, die ihn dazu befähigen, ein bestimmtes Gewicht einzuhalten. Bei einer disziplinlosen Esslust und Genusssucht, wie sie heute vielfach zu beobachten ist, wird aus einem »noch vertretbaren Wohlstands-Wohlfühlgewicht«

jedoch schnell ein unästhetisches, chronisches Übergewicht *(Adipositas)*. Das Übersäuerungsrisiko steigt, weil bei zu viel Nahrungsaufnahme der Stoffwechsel mehr verarbeiten und verbrennen muss und automatisch mehr Säuren als Stoffwechselendprodukte anfallen. Den Kreislauf, der dann entsteht, kennen Sie: Der Verdauungsapparat muss ständig Überstunden machen. Der Organismus bindet seine Energie mit Nahrungsabbau, erhöhter Entgiftung und Ausscheidung.

Und wenn Sie sich einmal beobachten, was dicke Menschen bereits vom Frühstücksbuffet in Mengen auf ihre Teller stapeln, dann erübrigt sich eine Antwort auf die eingangs gestellte Frage. Über das Ausmaß der körperlichen Unförmigkeit bekommen Sie einen guten Eindruck, wenn Sie in den Sommermonaten die Strände an Nord- und Ostsee besuchen. Die »Drüsen« sind es gewiss nicht, die für das angelagerte Fett und die unansehnliche Fettverteilung verantwortlich gemacht werden können. Nur eine Schilddrüsenunterfunktion (Hypothyreose) oder eine Überproduktion des Hormons Kortisol kann mit Übergewicht verbunden sein.

Es mag im Einzelfall Menschen geben, die eine genetisch ungünstige Veranlagung und eine Neigung zu Übergewicht mitbekommen haben. Dieser Typus weiß darum und verhält sich meist entsprechend. Doch die bestimmenden Faktoren sind Essgewohnheiten, Bewegung und psychische Faktoren. Unkontrolliertes Essen, ständiges Essen, viele Zwischenmahlzeiten können Indikatoren für Stress, Langeweile und Ersatzbefriedigungen für unterdrückte Gefühle sein. Fast-Food-Ketten, Imbissbuden und Back-Shops an jeder Ecke geben Zeugnis für eine seelisch »verhungerte« Gesellschaft.

Die Haut – ein Entgiftungventil

Fühlen Sie sich wohl in Ihrer Haut? Unser Hautbild beeinflusst entscheidend das Befinden, die Stimmung und das Selbstbewusstsein. Eine schöne und gepflegte Haut sagt viel über den Menschen aus und lässt Rückschlüsse auf seine Lebensweise zu. Sie ist unsere Visitenkarte und Ausdruck von körperlicher und seelischer Gesundheit. Oft lässt sich das Alter am Gesicht, Hals und Dekolleté ablesen. Als äußere Hülle formt die Haut unsere Körpersilhouette und bestimmt mit Melanozyten (Zellen, die das Pigment Melanin produzieren) unsere Hautfarbe. Kälterezeptoren entfalten zur Aufrechterhaltung der Körpertemperatur ihre Aktivität und ziehen feine Gefäße in der Haut zusammen, um Temperaturverluste zu vermeiden. Der Wärmehaushalt wird über Schweißdrüsen gesteuert, die die Temperatur herunterregulieren.

Die Haut ist ein Spiegel der inneren Organe. Sie wird auch als »dritte Niere« bezeichnet, weil sie als ein Parameter für den jeweiligen Zustand von Nieren und Darm angesehen wird. Bei einer Unterfunktion der Nieren sucht der Körper den Weg der Ausscheidung über die Haut. Auffallend ist in so einem Fall ein hoher Harnsäurespiegel im Blut. Dies trifft besonders dann zu, wenn der Patient sich purinarm (eiweißsäurearm) ernährt. Dann deutet der erhöhte Harnwert als Frühsymptom eindeutig auf eine Ausscheidungsblockade hin. Bei Darmträgheit und Verstopfung *(Obstipation)* entsteht eine Selbstvergiftung *(Intoxikation)*. Abfallprodukte werden nicht ausgeschieden, vom Blutkreislauf aufgenommen und gelangen erneut in den Stoffwechsel. Toxine erreichen die Hautzellen, die die giftigen, ätzenden und beißenden Stoffe loswerden wollen. Sie lösen Entzündungen, Eiterungen, Ekzeme, Verhornungen und Juckreiz aus. Diese Symptome deuten auf eine Übersäuerung hin, bei der sich die Haut als Entgiftungsventil öffnet, um den Körper zu entlasten.

In Deutschland leiden ca. acht Millionen Menschen unter Hauterkrankungen *(Dermatosen)*. Sie haben nahezu alle Möglichkeiten probiert, überdurchschnittlich viel Geld für kosmetische Produkte und Medikamente ausgegeben, eine Heilung jedoch meistens nicht erreicht. Ich bin sicher, es liegt daran, dass der Gesamtzusammenhang nicht verstanden wird. Es fehlt die gedankliche Brücke, dass die Ausscheidung über die Haut ein Notprogramm des Körpers für ein Problem ist, welches sich nicht kosmetisch lösen lässt. Erst die Einbeziehung des Säure-Basen-Haushaltes führt zu einem nachhaltigen Erfolg.

Ständiger Juckreiz

Juckreiz *(Pruritus)* auf der Haut ist ein Signal innerer Organstörungen. Über die Haut drängt nach außen, was Leber, Niere und Darm nicht ausreichend passieren konnte. Bei einer Leberschwäche sind Auswirkungen auf der Haut keine Seltenheit. Quälender Juckreiz kann durch einen gestörten Gallenfluss entstehen, wenn zu viel Gallensäure in das Blut übergeht oder ein gestörter Eiweißstoffwechsel vorliegt. Mögliche Ursachen für Juckreiz können ebenso in allergischen Reaktionen auf Nahrungsmittel, Kosmetika und mangelnder Flüssigkeitsaufnahme liegen.

Pickel-Alarm Akne

Unter Akne versteht man nicht ein oder zwei Pickel, die immer dann auftauchen, wenn man sie nicht gebrauchen kann und sowieso unter Druck steht. Eine echte Akne entsteht durch die Verstopfung der Ausführungsgänge der Talgdrüsen. Normalerweise dringt Talg über den Haarbalg nach außen an die Hautoberfläche. Geschlossene Mitesser erkennt man an einem dunklen Punkt; sie lassen sich ausdrücken. In den Talgdrüsen können sich Bakterien vermehren, die den Talg zersetzen und entzündliche Reaktionen fördern. Es bilden sich auf der Haut Pusteln, Pickel und Knötchen. Aus ausgedrückten oder aufgeplatzten Mitessern können mit Eiter gefüllte Bläschen entstehen. Die schlimmste Akne-Form zeigt sich in hochentzündlichen Knoten, die sich als Abszesse abkapseln und nach dem Abheilen Narben hinterlassen.

Pickel und Pusteln sind nicht nur für Teenager nervig. Frauen in den Wechseljahren oder Frauen, die die Pille absetzen, sind ebenfalls relativ häufig von diesem unreinen Hautbild betroffen. Die Gründe liegen nicht nur in den hormonellen Veränderungen. Im Klimakterium stellt sich der Stoffwechsel um. Durch den Wegfall der natürlichen monatlichen Entgiftung drückt der Körper ausscheidungspflichtige Substanzen über die Haut hinaus. Die Pille unterdrückt Ausleitungsvorgänge und fördert das Ablagern von Schlacken im Bindegewebe. Nach dem Absetzen werden diese frei und drängen über die Talgdrüsen nach außen. In beiden Fällen tritt die Akne meistens auf dem Dekolleté, an den Schultern und auf dem Rücken auf.

Welchen Einfluss die Ernährung auf die Aknebildung nimmt, dazu haben sich die Meinungen immer wieder geändert. Gesättigte Fette, Fast Food, Süßigkeiten und Colagetränke sollten Betroffene meiden. Auch Kosmetikprodukte und Makeup mit Fetten und Ölen begünstigen Verstopfungen der Talgdrüsengänge.

Ekzeme

Die Haut vieler Menschen reagiert sehr sensibel auf Umwelteinflüsse und zeigt dies deutlich. Bei einem Ekzem handelt es sich um eine entzündliche Hautveränderung. Die Zuordnung zu verschiedenen Hauterkrankungen ist nicht immer eindeutig möglich. Anfangs treten rötliche Hautstellen auf, die nach einiger Zeit juckende Bläschen entwickeln. Diese werden meist aufgekratzt, woraus offene Hautstellen mit anschließender Verkrustung und Hautschuppung resultieren. Starke Hauteinrisse oder extreme Verhornung stellen ebenfalls Merkmale eines Ekzems dar. Hand- und Fußekzeme kommen häufig vor. Sie beeinträchtigen die Lebensqualität für Betroffene erheblich, weil sie ein Gefühl der Ausgrenzung hervorrufen und ständig zu sehen sind.

Stauungsekzeme zeigen sich nur an den Unterschenkeln. Sie haben ihre Ursache in einer schlechten Durchblutung verbunden mit Bluthochdruck. Bläuliche oder rötliche Verfärbungen entstehen durch den erhöhten Druck in den Venen bzw. durch Versickern des Blutes aus den Kapillaren in benachbartes Gewebe.

Zu den bekanntesten und häufigsten Hautekzemen gehören Neurodermitis, die auch als atopisches Ekzem *(atopische Dermatitis)* bezeichnet wird, Schuppenflechte *(Psoriasis)* und Hautpilze.

Neurodermitis

Neurodermitis ist eine krankhafte, chronische Hautentzündung, die in Schüben auftritt. Babys können bereits mit dieser Hautveränderung zur Welt kommen. »Milchschorf« auf dem Kopf ist das erste Anzeichen. Die Hautentzündung breitet sich über Wangen, Hals, Arme und Beine weiter aus und quält die Säuglinge mit Juckreiz. In Europa sind 10 bis 15 Prozent der Kinder bis zu ihrer Einschulung betroffen. Bei einigen Kindern verschwindet die Krankheit, bei anderen bleibt sie bis ins Erwachsenenalter bestehen.

Die Ursachen der atopischen Dermatitis sind vielfältig. Als

sicher gelten eine erbliche Anfälligkeit, eine gestörte Darmflora und Störungen des Immun- und des vegetativen Nervensystems. Auslöser der Neurodermitis können Unverträglichkeiten von Milchprodukten, Impfungen, Darmpilze und ihre giftigen Stoffwechselprodukte und devitale Zahnherde sein. Manchmal sind es ganz individuelle Auslöser, die die Betroffenen bereits im Ansatz kennen. Menschen mit Neurodermitis reagieren leicht auf Umweltreize, atmosphärische Störungen, Disharmonie und Stressfaktoren. Oft übertragen sich nervliche Anspannungen der Eltern auf das Kind und lösen einen Schub aus. Ein ständiges Beschäftigen mit der Krankheit wirkt sich nachteilig auf den Heilungsprozess aus. Sie sollte genauso wenig im Mittelpunkt stehen wie übertriebene Zuwendung und Aufmerksamkeit.

Ob die Behandlung mit kortisonhaltigen Cremes und Salben und Körperpflege mit sauren Waschlotionen die Mittel der Wahl sind, wage ich sehr zu bezweifeln. Der Teufelskreis aus Juckreiz, Kratzen, Entzündungen und Infektionen lässt sich nur in einer Gesamtbetrachtung von Darmfunktion, Psyche und Hautpflege durchbrechen. Mir sind zahlreiche Fälle bekannt, bei denen durch Veränderung des Lebensstils und durch eine Säure-Basen-Regulation die Auswirkungen zumindest gemildert wurden oder die Krankheit sogar geheilt wurde.

Psoriasis – wenn sich die Haut zu schnell erneuert

Schuppenflechte (Psoriasis) entsteht, wenn gealterte Hautzellen durch zu schnelle Erneuerung glänzende Schuppen bilden. Die im Übermaß gebildeten Zellen gelangen von der untersten Lage der obersten Hautschicht sieben Mal schneller an die Hautoberfläche als normalerweise. Die Schuppen haben eine talgartige Konsistenz. Die unter den Schuppen liegende Zellschicht ist wegen der verstärkten Zellerneuerung kräftiger durchblutet und erscheint als Rötung. Die normale Hauterneuerung im 28-Tage-Rhythmus verkürzt sich bei Psoriasis auf eine Woche.

Das entzündliche Hautleiden entstellt Partien hauptsächlich an den Ellenbogen, Knien und der Kopfhaut. Schuppenflechte kennt keine festen Verlaufsformen; sowohl Schübe als auch spontane Rückbildungen lassen keine Gesetzmäßigkeiten erkennen. Wie bei der Neurodermitis gibt es innere und äußere Auslöser, die Schuppenflechte-Patienten durch Beobachtung kennen und unter Umständen vermeiden können. Psychische Belastungen, anhaltender Druck, chronischer Stress und Überforderungen spielen immer eine entscheidende Rolle und verstärken den nächsten Schub. Ein gesunder Lebenswandel und eine Grundregulation der Entsäuerung gelten als beste Therapie, um Heilung zu erlangen.

Rosazea

Rosazea beginnt mit leichten Hautrötungen und erweiterten Blutgefäßen auf der Nase und um die Nasenpartie. In diesem ersten Stadium spricht der Dermatologe oder Kosmetiker von einer Couperose. Bei etwa vier Millionen Deutschen wird diese Hautrötung, die überwiegend jenseits des vierten Lebensjahrzehnts auftritt, diagnostiziert.

Im zweiten Stadium treten Schwellungen, Verdickungen und Pusteln auf, die sich eitrig entzünden und zu einer knollenartigen Wucherung mutieren können. Umgangssprachlich spricht man auch von einer Schnapsnase. Tatsächlich kann übermäßiger Alkoholkonsum mit Rosazea (Rotfinnen) und Rhinophym (Nasengeschwür) in Verbindung gebracht werden. Alkohol fördert Gärungsprozesse im Dünn- und Dickdarm. Es entstehen Fuselalkohole, Aldehyde, Methangas und

Kohlensäure. Die Selbstvergiftung kann sich eben durch diese Hautveränderung äußern. Verantwortlich für Rosazea können aber auch Entzündungsreaktionen auf Mikroorganismen, Bluthochdruck und Kosmetika sein.

Haut- und Schleimhaut-Mykosen

Im Gegensatz zu entzündlichen Hauterkrankungen wie Neurodermitis und Psoriasis zählen Hautpilze zu den Infektionskrankheiten und sind damit ansteckend. Die Übertragung erfolgt direkt von Mensch zu Mensch oder indirekt, z. B. über Hautschüppchen auf Fußböden (Schwimmbad, Sauna). Die Pilze können sich in der Haut einnisten oder auch Schleimhäute befallen und sich vermehren. Pilze sind Schmarotzer und leben von ihrem Wirt. Sie bevorzugen ein feucht-warmes Lebensmilieu im sauren pH-Wert-Bereich 4–6. Fuß- und Nagelpilze sind die mit Abstand häufigste Pilzinfektion. Bevorzugte Ziele sind auch die Achseln, die Leistenregion und Zwischenräume der Zehen und Finger. Hautfalten, Reibung und Feuchtigkeit schaffen ideale Bedingungen. Hier ist die Haut etwas weicher, was das Eindringen erleichtert. Das Keratin der oberen Hautschicht und Nägel dient den Pilzen als Nahrung. Ob es zu einer Pilzinfektion der Haut kommt, ist eine Frage der Abwehrkräfte. Der Pilz muss sich in der Haut festsetzen. Gelingt ihm dies, wird er vom Immunsystem bekämpft. Entscheidend sind die Aggressivität des Erregers und die Abwehrfähigkeit des befallenen Wirtes. Ein schwacher Immunstatus ist ein Risikofaktor für Pilzbefall. Menschen mit bereits vorhandenen Erkrankungen wie Diabetes leiden häufig an hartnäckigen Hautpilzen. Bestimmte Medikamente, die das Immunsystem unterdrücken (Immunsuppressiva) begünstigen ebenfalls Pilzerkrankungen.

Anders als Hautpilze können Hefepilze *(Candida albicans)* die Schleimhäute befallen und sich sogar in den Organen niederlassen. Eine Überbesiedlung führt neben Verdauungsbeschwerden u. a. auch zu Migräne, Schwindel, Menstruationsbeschwerden und Gereiztheit.

Auf die Bedeutung des Darms im Zusammenhang mit Pilzbefall auf der Haut habe ich bereits eingangs dieses Themas hingewiesen. Im Darm leben Hunderte verschiedener Bakterienarten in Symbiose miteinander und stimulieren unsere Immunzellen. Hier sitzen die Hauptkräfte der Immunabwehr. Ein saures Darmmilieu durch Zucker, Weißmehl, Stress und Antibiotika zerstört die gesunde Bakterienflora der Darmschleimhaut und gewährt Pilzen Zutritt. Ein von krank machenden Pilzen besiedelter Darm neigt zu Entzündungen und starken Gasentwicklungen.

Hefepilze der Gattung Candida albicans sind auch für eine Scheidenpilzinfektion *(Vaginalmykose)* verantwortlich. Hier spielt das Milieu ebenfalls eine entscheidende Rolle. Dieses ist zwar von Natur aus durch Milchsäurebakterien sauer, die Flora darf jedoch nicht zu sauer sein. Vaginalmykosen werden begünstigt durch Antibiotika, Immunsuppressiva, Kortison, Diabetes mellitus, Medikamente in der Krebstherapie, Stressfaktoren, übertriebene Intimhygiene und synthetische Stringtangas. Inwieweit die Pille Einfluss auf eine Pilzentwicklung nimmt, ist nicht ausreichend geklärt.

Meines Erachtens hat eine Lokalbehandlung selten dauerhaften Erfolg. Wie sonst ist zu erklären, dass immer mehr Frauen unter einer chronischen Scheidenpilzinfektion leiden? Die eigentliche Ursache hängt auch hier wieder mit dem Darm als wichtigstem Immunorgan zusammen. Zur Scheidenspülung empfehle ich 5 Tropfen einer ätherischen Ölmischung aus Pfefferminze, Thymian, Zimt, Zitrone, Nelke und Geranie auf ¼ l basische Lösung (Wasser mit ½ TL Basensalz).

Candida albicans kann in seltenen Fällen auch die Mundschleimhaut befallen und Mundsoor verursachen. Ist es um die Immunabwehr schlecht bestellt, kann sich die Infektion bis weit in den Rachenraum ausweiten und den Blutkreislauf lebensbedrohlich angreifen. Von einer Pilzinfektion im Mund *(orale Candidose)* können Babys betroffen sein, die sich über Brustwarzen der Mutter oder über Schnuller anstecken. Allergiker, die Mundsprays benutzen, sollten nach dem Gebrauch den Mund mit Wasser gut ausspülen. Typisch für den Pilzbefall ist ein weißlicher, übel riechender Belag, der mit einem Zungenreiniger abzutragen ist. Verwenden Sie möglichst keine Zahnpasta mit Fluor und Schaumbildner. Zum Aufbau der gestörten Flora eignen sich handelsübliche Mundwässer nicht. Bewährt haben sich Myrrhe- und Ratanhiatinkturen, die direkt aufgetragen werden.

Rezept für eine Mundspülung
Zur Pflege der Rachen-, Zungen- und Mundflora eignet sich ein Glas abgekochtes Wasser mit einer Prise Basensalz täglich zum Spülen. Ein Fluidum auf Propolis-Basis kann ich ebenso empfehlen wie nachfolgende Teemischung für eine Mundspülung:
30 g Ackerschachtelhalmkraut
30 g Kamillenblüten
10 g Blutwurzwurzel
10 g Walnussblätter
10 g Salbeiblätter
10 g Ringelblumenblätter

Empfehlungen

Die Folgen der Übersäuerung beim Hautbild reichen von harmlosen ästhetischen Symptomen über starke Beeinträchtigungen bis zu massiven Hautkrankheiten. Ob Pruritus, Neu-

rodermitis, Psoriasis: ein Basenbad verspricht Linderung, mitunter sogar Heilung. Da diese Hautkrankheiten häufig auftreten, jedoch nicht immer einwandfrei diagnostiziert werden, gilt für alle drei Symptome folgende Faustregel:
Patienten (gilt aber auch für nicht Betroffene) sollten nach 18 Uhr nur noch gedünstetes Gemüse, Kartoffeln, Hirse und Suppen essen. Tierisches Eiweiß begünstigt Fäulnis. Obst und Rohkostgemüse gären im Darm, deshalb sollten Sie am Abend lieber darauf verzichten. Basenbildende Ernährung ist dabei genauso Pflicht wie ausreichendes Trinken von Kräutertee und Wasser.
Meiden Sie besonders versteckte Fette in Wurst, Fleisch und Milchprodukten. Bevorzugen Sie lieber unraffinierte und kalt gepresste Öle in Ihrer alltäglichen Verwendung. Verbieten sollten Sie sich bei den genannten Hautleiden Schweinefleisch, Alkohol, Süßigkeiten und Zitrusfrüchte.

Cellulite – eine Form der Verschlackung

Der in der Beauty-Branche gebräuchliche Begriff Cellulite leitet sich ursprünglich aus dem medizinischen Wort Zellulitis (Entzündung der Unterhaut) ab. In den Zwanzigerjahren ging man noch davon aus, dass es sich bei dieser Haut- und Bindegewebsveränderung um ein Krankheitsbild des rheumatischen Formenkreises handelt. Die Endsilbe -itis ließ darauf schließen, Zellulitis sei ein entzündlicher Prozess. Dies wurde von der Forschung jedoch widerlegt. Cellulite-Gewebe an Po, Oberschenkeln, Hüfte, Bauchdecke und Oberarmen fühlt sich kühler an. Daran ist zu erkennen, dass es sich um eine Form der Ablagerung und Übersäuerung des Bindegewebes handelt.
Im Gegensatz zu der vernetzten Struktur der Bindegewebsfasern des Mannes sind sie bei der Frau überwiegend parallel

angeordnet. Dieses Muster wurde von der Natur angelegt, weil sich das lockere Bindegewebe während einer Schwangerschaft ohne Gewebsrisse enorm dehnen kann. Dieser biologische Vorteil wird in Zeiten des Überflusses und der Übersäuerung schnell zu einem kosmetisch störenden und im Extremfall auch zu einem gesundheitlichen Nachteil.

Cellulite ist nicht, wie irrtümlich angenommen, eine Frage des Körpergewichtes. Egal ob mollig oder Idealgewicht, entscheidend sind der relative Körperfettanteil und die vorzugsweise an Fettmoleküle gebundenen Ablagerungen. Ausgangspunkt jeder Cellulite sind Verdichtungen im Zwischenzellraum *(Grundsubstanz-Matrix)* nach Prof. Pischinger. Danach ist Cellulite eine unansehnliche Wasser-Säure-Fett-Verbindung, die einen schlechten Ernährungs- und Verdauungszustand widerspiegelt. Candida-Pilze verarbeiten Nahrungsmittel im Darm toxisch. Über die Darmschleimhäute gelangen die Toxine wieder in den Stoffwechsel. Körperwasser verdünnt die Giftstoffe und bindet sie dann mit Fett an den typischen Ablagerungsstellen.

Kosmetische Produkte spielen bei einer erfolgreichen Behandlung eine sekundäre Rolle, denn ohne eine grundlegende Verbesserung in der Unterhaut *(Subcutis)* sind keine Ergebnisse zu erreichen. Wer vom nächsten Sommerurlaub träumt und cellulitefrei flanieren will, der muss beizeiten aktiv mit einem Behandlungs-Mix beginnen. Aufgrund meiner jahrzehntelangen Praxiserfahrung empfehle ich eine mehrstufige Vorgehensweise mit konsequenten Maßnahmen aus Ernährung, Bewegung, Home-SPA-Behandlungen und Entsäuerung. Diese vier Faktoren schaffen die Basis für ein gesundes Bindegewebe und tun auch Männern gut.

Die Stadien der Cellulite
1. Auf den ersten Blick nicht zu sehen (Dellen nur beim Kneiftest)
2. Optisch sichtbare Hautdellen (beim Stehen und bei Muskelkontraktion)
3. Orangenhaut deutlich zu sehen
4. Versulzung und Verklebung des Gewebes (knötchenartige Verdickungen und Verhärtungen sind zu tasten)

Mit Disziplin und Geduld werden erste Erfolge nach drei bis sechs Monaten sicht- und greifbar. Zur intensiven, tiefenwirksamen Anregung des Stoffwechsels beschleunigen professionelle basische Behandlungen das Ergebnis. Ein wirksames Entsäuerungsrezept ist nicht nur gut für Ihre Strandfigur, auch für das gesamte Erscheinungsbild und Ihre Ausstrahlung wird sie zum Gewinn.

Haarausfall – ein »doppelsaures« Zeichen

Schöne, üppige Haarpracht steht für Gesundheit, Lebenskraft und Jugendlichkeit. Haare sind in ihrer Vielfalt faszinierend. Besonders langem Haar wohnt Kraft und Zauber inne. Die erste Locke des Kindes oder die letzte Strähne eines Verstorbenen – das Haar scheint eine Aura des Moments von uns zu bewahren und zu konservieren. In der Tat speichert unser Haar viele Informationen. Anthropologen und Kriminalisten machen sich das zunutze, wenn sie mit Hilfe des Haars herausfinden wollen, wie ein Mensch gelebt hat. So kann man aus dem einzelnen Haar einer Mumie analysieren, was der Verstorbene gegessen und getrunken hat. Beim Voodoozauber soll ein Haar genügen, um an die Seele, die Lebenskraft seines Eigentümers zu gelangen.

Frisuren erzählen etwas über Sitten, Bräuche und soziale und ästhetische Empfindungen in allen Kulturen. Ob es nun den Papst, Zaren, Kaiser, König oder Edelmann betraf: Die Haarpracht wurde auch zum Diktat sozialer Unterscheidungen genutzt. Langes Haar symbolisierte lange Zeit freien Willen. Deshalb durften Sklaven, die ja unfreie Männer und Frauen waren, ihr Haar nicht lang, sondern nur geschnitten tragen. Ein kahlgeschorener Kopf kann Demut signalisieren, sofern das Scheren freiwillig geschieht, und verwandelt sich unter Zwang zur bitteren Demütigung.

In den Siebzigerjahren erlebte die Perücke ihre Hochkonjunktur, und es fiel das Modediktat des Haarschnitts. Etwas später tauchten erstmals farbenfrohe, frech geschnittene bis provozierende Punkfrisuren auf. Heute ist alles erlaubt, was gefällt. Gefärbte, getönte Haare, lang, kurz, kahl, toupiert, verfilzt, geschmückt – die meisten von uns dürfen heute mit ihren Kopfhaaren tun, was sie wollen. Egal sind sie uns nicht, die Haare, und so sind sie für uns ein Thema.

Haarverlust durch Mineralstoffmangel

Unser Organismus ist in der Lage, Mineralstoffe zu speichern. Haarboden, Fuß- und Fingernägel, Haut, Zähne, das Gefäßsystem sowie unsere Knochen-Matrix dienen als Mineralstoffdepots. In ihnen »lagern« Kalzium, Magnesium, Natrium, Kalium, Zink, Eisen und andere Spurenelemente. Bei einer basenüberschüssigen Ernährung entnimmt der Körper die benötigten Mineralstoffe aus den Lebensmitteln. Mineralstoffe erhöhen die Fähigkeit, Säuren im Körper zu neutralisieren, und verhindern somit Ablagerungen im Bindegewebe. Fehlen dem Organismus die wichtigen basischen Mineralstoffe, entsteht ein Mineralstoffverlust. Der Körper muss dann zur Säureneutralisation auf seine eigenen Reserven, auf die Depots, zurückgreifen. Die zwingend benötigten Mineralien verbinden sich mit den anfallenden Säuren zu verschiedenen Salzen; Schlacken entstehen.

Des Nachts laufen unsere Regenerations- und Ausscheidungsprozesse. Der Organismus verliert über Nacht bis zu 1,5 Liter Wasser über die Haut. Toxische Stoffe passieren den Körper auch über die Kopfhaut. Der Nachtschweiß verdunstet. Zurück bleibt ein Belag aus Fetten und Säuren. Die morgendliche Haarwäsche ist streng genommen eine Kopfhautreinigung. Aus meiner Kranken- und Altenpflegepraxis weiß ich nur zu gut, wie sich ausgeleitete Substanzen bei schlechter Pflege und Übersäuerung auf dem Kopfkissen niederschlagen.

Haarverlust kann ein »doppelsaures« Zeichen sein. Zum einen werden basische Mineralien aus dem Haarboden zwecks Säureneutralisation entzogen und fehlen dem Haaraufbau, und zum anderen »verschlackt« der Haarboden durch Ablagerungen im Zwischenzellgewebe der Kopfhaut. Haarboden und Haarwurzel erhalten zu wenig Nährstoffe und Sauerstoff für ein gesundes Haarwachstum. Die Palette reicht vom diffusen Haarausfall und kreisrunden Haarausfall *(Alopecia areata)* über ganze Areale bis zum totalen Haarausfall.

Der immer wieder als Ursache erwähnte hormonelle Haarausfall spielt dabei eher eine untergeordnete Rolle. Lediglich 1 Prozent des Haarausfalls lassen sich auf eine Über- oder Unterfunktion der Schilddrüse oder auf eine Störung der Hirnanhangsdrüse *(Hypophyse)* zurückführen. Ebenso wird der erblich-genetisch bedingte Haarausfall als Ursache überschätzt. Zweifelsfrei gibt es mitunter eine vererbbare Glatzenbildung. Laut Marktforschung korreliert die Haarproblematik mit dem Lebensalter: Bei 40-Jährigen klagen 40 Prozent über Haarausfall, bei 60-Jährigen betrifft es 60 Prozent. Bereits junge Männer um die 20 sind überproportional von

Glatzenbildung betroffen. Kaum ein Mann in diesem Alter steht zu seiner Glatze. Viele Männer leiden darunter, weil ihr Ideal von männlicher Schönheit mit kräftigem Kopfhaar verbunden ist. Nicht ohne Grund werden Männer in Magazinen und in auflagenstarken Auto-Club-Zeitungen seit Jahrzehnten mit dem Versprechen auf Haarwuchs angesprochen. Sie halten Ausschau nach allen Mitteln und Möglichkeiten und geben viel Geld für übertriebene Versprechungen und geweckte Hoffnungen aus. Die jüngere Generation hingegen scheint aus der Not eine Tugend zu machen und erklärt die Glatze zum modischen Trend einer sportiven Männlichkeit.

Wie bei Füßen, Händen, Ohren und Gesicht lassen sich der Kopfhaut Zonen der inneren Organe zuordnen. Organschwächen können auf der Kopfhaut zu fühlen sein. Generell sollte sich die Kopfhaut so anfühlen, dass sie sich leicht auf dem Schädel verschieben und bewegen lässt. Zeigen sich in den jeweiligen Kopfhautzonen Verhärtungen, können Organprobleme bereits vorliegen oder latent vorhanden sein.

Frauen bangen um ihre Frisur

Haarausfall und Glatzenbildung ist nicht auf die Männerwelt beschränkt. In den letzten beiden Jahrzehnten ist zu beobachten, dass vor allem »reife« Frauen um ihre Haarpracht bangen müssen. Man könnte meinen, dass diese Beobachtung an meiner selektiven Wahrnehmung liegt, doch weit gefehlt. Frauen in und nach den Wechseljahren sind häufig von ausgedünntem Haar betroffen. Auf welche mögliche Ursache könnte das zurückzuführen sein?
Grundsätzlich ist die fruchtbare Frau in der Lage, sich der Säure- und Stoffwechselgifte mit ihrer Periode zu entledigen. Mit dem monatlichen Zyklus reinigt sich der Organismus in-

nerhalb weniger Tage. Aus Untersuchungen weiß man, dass Frauen mit niedrigeren Säurebelastungen weniger unter dem prämenstruellen Syndrom *(PMS)* leiden und eine kürzere Periode haben. Durch unvernünftige Lebens- und Verhaltensweise sowie einen höhere Stressbelastung in Beruf und Familie (Doppelbelastung, Karrieredruck) steigt die Säuremenge bis zur nächsten Regel Tag für Tag. Der Säureüberschuss wird so hoch, dass der Pegel kurz vor den Entlastungstagen zu Gereiztheit, Migräne, Bauchschmerzen und Ödemen führen kann. Je höher die Säureüberfrachtung, desto länger und stärker erfolgt die Entsäuerung via Uterus.

Wird die bisherige Lebensweise in und nach den Wechseljahren fortgesetzt, verbleibt der sich täglich kumulierende Säureüberschuss im Körper. Fehlen nun die neutralisierenden Mineralstoffe, greift der Organismus in seiner Not auf die Depots zurück. Mineralstoffverbrauch bei gleichzeitig zunehmendem Verschlackungsstatus beschleunigt den normalen Alterungsprozess. Haarverlust als sichtbares Zeichen kann die Folge sein.

Es ist ein Gesetz der Natur, dass immer der Weg des geringsten Widerstandes und des geringsten Schadens genommen wird. Haare sind nicht lebensnotwendig, um Organfunktionen aufrechtzuerhalten. Mineralstoffentzug aus der Knochen-Matrix hat schon gravierendere gesundheitliche Folgen. Insofern schützt sich der Organismus ohne unser Dazutun. Nach der Phase des Haarverlustes, der von den Betroffenen eher als kosmetisches Manko denn als eine Gesundheitsgefährdung durch Übersäuerung angesehen wird, folgen meistens typische Zivilisationskrankheiten wie Rheuma und Osteoporose.

Haarverlust bei Chemotherapie

Bei einer Chemotherapie muss der Patient mit zwei dramatischen Folgen fertig werden. Die verabreichten Zytostatika *(gr. cyto=Zelle, statikos=stehend)* sind chemische Zellgifte. Sie können das Zellwachstum bzw. die Zellteilung zerstören, verhindern oder verzögern. Zytostatika verursachen eine extreme Belastung und Vergiftung des Körpers, wenngleich heute eine gezielte Behandlung effizienter an den betroffenen Stellen ansetzen kann als früher bei der Generalverabreichung. Zu den »Nebenwirkungen« müssen Patienten Haarverlust hinnehmen. Die Gründe dafür werden ihnen oft nicht erklärt.

Das Eindämmen und das Absterben der vielen Millionen Zellen aus Fleisch und Blut führen zu einer Säurewelle aus Harnstoffen. Zytostatika und die anfallende Harnsäure fordern dem Körper alles ab, was er an Mineralstoffen bzw. an Neutralisationspotenzialen aufzubieten hat. Unter dieser Extrembelastung werden die Reserven des Körpers komplett aufgebraucht. Für das Haarwachstum sind keine Nährstoffe mehr frei. Sie werden für den überlebenswichtigen Abbau der Zellgifte benötigt.

Haarverlust kostet Kraft

Nun bin ich bei der ältesten uns überlieferten Geschichte zum Thema Haarverlust, die ich Ihnen nicht vorenthalten will. Sie handelt von Samson, einem Nasiräer. Ein Engel Gottes verkündete seiner Mutter, dass ihr Sohn Samson dazu bestimmt sei, Israel aus der Gewalt der Philister zu befreien. Sie erhielt bestimmte Verhaltensregeln. So durfte sie keine säuernden Speisen zu sich nehmen, und das Haar ihres Sohnes durfte nicht von einem Schermeister berührt werden. Nie sollten sie geschnitten werden, denn seine Kraft wuchs mit seinen

Haaren. Natürlich ist damit eine Liebesgeschichte verbunden, die unterschiedliche Interpretationen zulässt.

Als Samson einer Frau, die er begehrte, sein Geheimnis anvertraute, wurde das Haar zu seinem Schicksal. Seine von den Philistern getäuschte Geliebte Delila flocht aus Samsons wilden Locken sieben Zöpfe und schnitt sie ab, als er schlief. Samson, dessen übermenschliche Kraft durch ein Gebot seines Gottes von der Unversehrtheit seiner Haare abhing, wurde durch das Abschneiden gezielt geschwächt. So verlor Samson seine enormen Kräfte. Er wurde gefesselt, verhöhnt, gefangen genommen, konnte sich am Ende aber doch noch rächen. Nachdem sein Haupthaar nachgewachsen war, tastete er sich an den Säulen des Philister-Palastes entlang, rief seinen Gott an, erlangte seine Kraft zurück und brachte den Palast zum Einsturz.

Aus energetischer Sicht gedeutet, besagt diese biblische Geschichte, dass wir über unsere Haarspitzen Energie aus dem Kosmos aufnehmen und so körperliche und geistige Kräfte erlangen. Was Sie aus diesem Abschnitt Haarverlust auf jeden Fall mitnehmen können, ist, dass Haare, wo und wie auch immer sie getragen werden, mehr als nur verhornte und tote Zellen sind.

Mögliche Ursachen für Haarausfall
- Mineralstoffmangel
- Funktionsgestörtes Verdauungssystem (Gärung im Dünndarm, Fäulnis im Dickdarm)
- Übersäuerung des Haarbodens
- Leistungssport
- Haarpflegprodukte (Silikon, Erdölderivate)
- Dauerstress
- Elektrosmog (PC-Strahlung)
- Schock und Verlustängste
- Genetische Disposition
- Hormonelle Ursachen *(Alopecia androgenetica)*

Befindlichkeitsstörungen durch Übersäuerung

Zahlreiche Befindlichkeitsstörungen, die scheinbar grundlos auftreten, können ihre Ursache in einer Übersäuerung des Organismus haben. Sie sind Alarmzeichen und sollten unbedingt ernst genommen werden.

Chronische Müdigkeit

Viele Menschen leiden unter Dauermüdigkeit, Erschöpfung und Abgeschlagenheit, ohne sich wirklich krank zu fühlen. Niedriger Blutdruck *(Hypotonie)* und Unterzuckerung scheiden genauso für das Müdigkeitsempfinden aus wie schwere Erkrankungen. Chronische Müdigkeit ist ein sehr subjektiv empfundener Zustand, der nicht klar definiert werden kann. Normalerweise ist ein Mensch nach 6 bis 8 Stunden Schlaf fit für den Tag. Der Körper hat sich regeneriert und stellt seine volle Leistungsfähigkeit bereit.

Kriterien, die eine chronische Müdigkeit dingfest machen, können verhärtete Lymphknoten sein, unerklärliche Muskel- und Gelenkschmerzen, Kopfschmerzen, erhöhte Vergesslichkeit, Konzentrationsstörungen und Schlafstörungen ohne erkennbaren Grund.

Die Auswirkungen der Lebensweise auf den Biorhythmus bei Nacht- und Schichtarbeit sind hinreichend bekannt. Sie beeinträchtigen den natürlichen Schlaf-wach-Rhythmus, der sich nach wie vor am Stand von Sonne und Mond orientiert. Die Schlafqualität ist ausschlaggebend für eine Regeneration, nicht die Dauer. Wer ständig zu den Langschläfern und Spätaufstehern zählt, fühlt sich wie gerädert und schwach.

Die Ursachen für chronische Müdigkeit können aber auch in der Psyche liegen. Anhaltender Stress mündet in emotionale und kognitive Ermüdung. Depressionen und »Ausgebranntsein« *(Burn-out)* sind Zeichen einer völligen Erschöpfung. Ob eine Übersäuerung Auslöser einer Depression ist oder die Depression Auslöser einer Übersäuerung, ist medizinisch nicht eindeutig geklärt und im Grunde auch nicht von Belang. Das Gegenteil von Überforderung zeigt das gleiche Beschwerdebild. Langeweile ermüdet, das kennt jeder aus eigener Erfahrung. Ständige Unterforderung *(Bore-out)* beschleunigt Müdigkeitserscheinungen.

Naheliegend als Ursache für Erschöpfungszustände sind Mangelerscheinungen, die den Elektrolythaushalt aus der Balance bringen. Berücksichtigt werden muss insbesondere die Lebertätigkeit. Sie wird durch Umweltbelastungen, Schwermetalle, Medikamente und chemische Nahrungsmittelzusätze derart gefordert, dass es zu Einschränkungen bei der Entgiftung oder zu einem Leberstau kommen kann. Das Sammelsurium von Toxinen addiert sich nicht nur, sondern multipliziert sich zu ungünstigen Effekten. Die Folge sind Leistungsminderung und Lustlosigkeit, weil toxische Stoffe ins Blut und Nervensystem gelangen. Nicht umsonst beinhaltet eine Frühjahrskur gegen die sogenannte »Frühjahrsmüdigkeit« Kräuter und Säfte zur Stärkung der Leber (z. B. Löwenzahn und Mariendistel). Kombiniert man dies mit einer Entsäuerung des Zwischenzellraumes, dann kehren Energie, Leistungsfähigkeit und Lebensfreude bald zurück. Die Dauermüdigkeit weicht einer dauerhaft hohen Lebendigkeit.

Bewegung macht Spaß, Sport macht sauer

»Sport ist Mord«, heißt es unter Bewegungsmuffeln. Was als Schutzbehauptung für die eigene Bequemlichkeit und mangelnde Überwindung des »inneren Schweinehundes« herhalten soll, hat durchaus eine handfeste Berechtigung. Je nach Sportart sind eine erhöhte Verletzungsgefahr, erhöhte Infektanfälligkeit, Stress durch übertriebenen Ergeiz bzw. Erfolgsdruck und Schädigungen des Herzens *(Sportlerherz)* nicht von der Hand zu weisen.

»Sport legt die Basis für die Gesundheit« argumentieren andererseits die Sportmediziner. Sport stärkt das Herz-Kreislauf-System, fördert die Durchblutung, unterstützt die Muskulatur und bringt mehr Sauerstoff und Nährstoffe zu den Zellen. Wer hat nun recht? Die Antwort lautet: beide Positionen – Gegner wie auch Befürworter des Sports. Als ehemaliger aktiver Sportler (Langstreckenlauf und Radrennen) und heutiger Freund der Bewegung betrachte ich das Thema aus verschiedenen Perspektiven.

Sowohl zu wenig Bewegung als auch übertriebener Sport führen zu Sauerstoffmangel und einer Übersäuerung des Bindegewebes. Bei Couch-Potatoes (amerikanischer Ausdruck für Stubenhocker) wird zu wenig Kohlensäure über die Lunge ausgeatmet. Sie haben, wenn sich nicht noch andere säurebildende Faktoren dazu addieren, eine Versauerung mit Kohlensäure. Sportler, die dem Fitnesswahn erliegen und mit vollem Leistungseinsatz dabei sind, provozieren eine Versauerung mit Milchsäure. Sie verbrennen Kohlenhydrate mit zu wenig Sauerstoff. So entsteht Milchsäure, die als nur schwer abbaubares Stoffwechselendprodukt den Organismus belastet. Statt etwas für ihre Gesundheit getan zu haben, sind sie stärker übersäuert als zuvor, ärmer an wichtigen Nährstoffen und durch höheren Verschleiß in Gelenken geschädigt.

Intensiver Sport im anaeroben Bereich übersäuert die Muskulatur. Die Säure selbst ruft den Muskelkater nicht hervor. Sie schädigt vielmehr direkt die Muskelfasern durch feinste Risse, was mit Schmerzen verbunden ist. Sobald Sie außer Atem geraten und ins Sauerstoffminus fallen, muss Ihr Körper kurzfristig Energie freisetzen und verbrennt Kohlenhydrate ohne ausreichende Sauerstoffzufuhr. Erhöhte Körperfettreserven bleiben jedoch unberührt. Milchsäure macht die Muskulatur und das Gewebe schwer. Jeder Leistungssportler weiß, dass anaerobe Verbrennung das Leistungslimit herabsetzt. Gehen Sie Ihre Sportart zu eifrig an, dann werden Sie die Sauerstoffnotlage nicht mehr ausgleichen können. Sie schöpfen nie Ihr volles Leistungspotenzial aus und nehmen bei Übergewicht nicht ein Gramm ab. Im anaeroben Bereich entsteht Sauerstoffnot, während im aeroben Bereich die Muskeln von einem Sauerstoffüberschuss profitieren.

Unter Wettkampfbedingungen oder bei einer dauerhaften Hochbelastung ergibt sich das Leistungslimit auch aus der Pufferkapazität. Bei einer starken Anstrengung kann nur eine bestimmte Menge Milchsäure kurzfristig abgemildert werden. Reicht die Fähigkeit der Neutralisation nicht aus, fällt das Leistungsvermögen stark ab oder bricht gar zusammen.

Warum hat das Herz keine Lust auf Sport?

Trainiert man sein Herz durch erhöhte Anforderungen? Ist kräftige Forderung oder doch lieber der Schongang die richtige Methode, um gesund zu bleiben? Übertriebener Sport und Leistungssport sind für die Organfunktion des Herzens nicht förderlich, das belegen medizinische Studien eindeutig. Eine Untersuchung der Medizinischen Universität Würzburg von über 100-jährigen Menschen ergab, dass keiner jemals Sport getrieben hatte.

Eine Beschleunigung der Pulzfrequenz verkürzt die Erholungszeit des Herzens. Durchschnittlich schlägt das Herz pro Sekunde ein Mal, 60 Schläge pro Minute. Dieser Takt reicht aus, um die Durchblutung, d. h. den Einstrom und Rückfluss des Blutes über die Herzkranzgefäße in die Innenschichten des Herzens zu gewährleisten. Bei jedem Kontraktionsvorgang pumpt das Herz den Inhalt seiner linken Kammer in das Gefäßsystem *(Herzmuskelpumpe)*. Der Ausgangsdruck liegt während des Zusammenziehens etwas höher als in den Kranzgefäßen und Arterien. Der Arbeitsdruck innerhalb der Arterien gibt den ersten Blutdruckwert an *(systolischer Wert)*. Die innere Muskelschicht des Herzens wird bei jedem Pulsschlag blutleer. Während der Pumpphase pausieren die Austauschvorgänge in der inneren Herzmuskelschicht.

Nach dem Pumpvorgang erfolgt eine Erschlaffung des Herzmuskels. Diese Ruhephase nutzen Blut und Lymphe zum Rückfluss, bis sie wieder zum Innersten des Herzens gelangen. Der Druck ist schwächer und wird mit dem unteren Blutdruckwert angegeben *(diastolischer Wert)*. Wird nun die Frequenz beispielsweise auf den optimalen Fettverbrennungsbereich 120 bis 130 Schläge verdoppelt, so reduziert sich die Erholungszeit des Herzens auf 0,2 Sekunden. Bei einer moderaten Erhöhung der Herzleistung auf 140 Vorgänge in der Minute halbiert sich erneut die Zeit für das Herz, sich selbst als Organ über seine Kranzgefäße ausreichend mit Nährstoffen und Sauerstoff zu versorgen. Je schneller das Herz pumpen muss und je höher die Herzleistung, umso mehr verringern sich die Austauschvorgänge und die Durchblutung der Herzinnenschichten. Die Eigendurchblutung wird also genau in jenem Moment schlechter, in dem das Herz wegen der höheren Belastung selbst mehr Blut nötig hätte.

Ein weiterer wichtiger Aspekt bezieht sich auf die Muskulatur der Herzkammer. Wenn das Blut vom Vorhof in die linke Herzkammer fließt, ist nur ein leichter Innendruck von ca. 10 mmHg nötig. Für einen leichten Innendruck darf die Muskulatur nicht verhärtet sein. Bei Sportlerherzen trifft dies aber zu, so dass die Füllmenge an Blut für die Herzkammer pro Herzschlag nur mit gesteigertem Innendruck aufrechtzuerhalten ist. Ich kenne aus eigener Erfahrung die damals für mich schmeichelnden Worte eines Sportmediziners bei einer Routineuntersuchung: »Sie haben ein kräftiges Sportlerherz.« Einige Jahrzehnte später beurteile ich diese Feststellung nicht mehr ganz so positiv. Die Herzmuskulatur nimmt aufgrund erhöhter Beanspruchung zu, die Elastizität der Kammermuskeln ab.

Vor diesem Hintergrund verstehen Sie nun vielleicht besser immer wieder auftauchende »plötzliche« Todesfälle bei Sportveranstaltungen wie Marathonläufen und anderen großen Volksläufen. Mit erhöhter Herzfrequenz entstehen Säuren. Es verbleibt zwischen den einzelnen Schlägen nicht genug Zeit, diese Säuren abzubauen. Der Leistungssportler stirbt keinen Herztod, sondern einen Säuretod.

Die Quintessenz aus diesem Abschnitt soll nicht heißen: Sport ist Mord. Aber genauso wenig: Sport hält gesund. Unser Herz liebt ruhige, wirtschaftliche, ökonomische Frequenzen im gleichmäßigen Takt. Tatsächlich sind Leistungssportler verletzungsanfälliger, und ihr Immunsystem schwächelt.

Guter Fitnesszustand – gute Fettverbrennung

Die nötige Energie für die Muskelarbeit produziert unser Körper in den Kraftwerken der Zellkerne, den Mitochondrien. Hier stellt er ATP (Adenosintriphosphat) her, indem er Kohlenhydrate und Fett zu Glukose abbaut. Wenn es anstrengend wird und Hochleistung abverlangt wird, tankt der Körper seine Energie aus schnell verfügbaren Kohlenhydraten. Die Reserven sind aber ebenso schnell erschöpft, weil der Gesamtkalorienverbrauch steigt.

Dagegen ist Fett ein Energiespeicher. Es ist ratsam, das Trainingsniveau mäßig und kontinuierlich zu steigern und kurzfristig die Leistungsgrenze anzutasten. Wenn Sie moderat trainieren und nicht ins Sauerstoffminus gelangen, werden Sie nicht müde und schlapp. Sie bewegen sich locker ohne Verkrampfung und Anstrengung, schütten Glückshormone aus, und die Muskeln bekommen genügend Sauerstoff, um Fett zu verbrennen. Je besser Sie im Wechselintervall von Langzeitkondition und kurzfristiger Leistungsgrenze trainiert sind, desto besser funktioniert der Fettstoffwechsel. Es entsteht ein Nachbrenn-Effekt, da die Muskeln auch dann noch Fettenergie verbrennen, wenn die Ruhephase eingetreten ist. Durch Muskelaufbau erhöht sich der Grundumsatz im Ruhestand. Langzeitkondition in Kombination mit Leistungssteigerung ist ein Fettstoffwechseltraining und hilft dem Körper, langfristig Fettreserven anzuzapfen und in Energie umzuwandeln.

Bewegung stärkt das Bindegewebe

Unsere Knorpel, Bandscheiben, Sehnen und Bänder sind auf ein freies Bindegewebe angewiesen. Arthrosen, Sehnenzerrungen und Bandscheibenvorfälle sind Folge einer lokalen Gewebeübersäuerung. Mangelnde Bewegung führt zum Abbau von Muskeln, Knochen und Gelenkknorpel. Durch sportliche Aktivität bleiben wir länger fit. Sogar das Herz erfreut sich an regelmäßiger Bewegung und erbringt mit geringerem Aufwand immer die geforderte Leistung. Richtige Bewegung verbessert die Atemkapazität und trainiert das Lungenvolumen. An der frischen Luft macht Bewegung und Energieverbrauch am meisten Spaß und stärkt außerdem noch das Immunsystem.

Zwei- bis dreimal wöchentlich ein Ausdauertraining von 60 Minuten gilt als ideal, um auch die Spannkraft des Bindegewebes zu fördern. Das Bindegewebe wird durchgängiger, straffer und gesunder. Nach ca. 30 Minuten entspannter Aktivität lässt der Körper zur Energiegewinnung das Depotfett zusammen mit Säureablagerungen schmelzen. Beim Schwimmen wirkt zusätzlich der Druck des Wassers wie eine sanfte Lymphdrainage auf die Haut. Die Beanspruchung der Muskulatur bei verschiedenen Schwimmstilen bringt den Stoffwechsel intensiv in Schwung. Radfahren übt einen Straffungseffekt auf Po und Beine aus, während für Jogging oder Walking die richtige Mischung aus Sauerstoffzufuhr und Muskelaufbau spricht. Jedes Gramm Muskulatur erhöht den Grundumsatz, verdrängt das Fettgewebe und führt zu einer attraktiven und schlanken Silhouette. All das sind Möglichkeiten, die den Bewegungsapparat flott halten und keine teure Ausrüstung erfordern.

Beschwerden in den Wechseljahren

Nach Hildegard von Bingen haben Frauen gegenüber Männern eine höhere Lebenserwartung, weil sie während ihrer fruchtbaren Lebensphase monatlich auf biologische Weise entschlacken. Mit Beginn der Wechseljahre ist der Körper gezwungen, seinen Stoffwechsel umzustellen. Dieser Übergang ist oft mit physischen und psychischen Irritationen verbunden. Rund zwei Drittel aller Frauen leiden an mäßigen bis starken Wechseljahressymptomen. Ein Drittel fühlt sich nicht beeinträchtigt.
Während frühere Generationen die Thematik nicht in den öffentlichen Fokus rückten, ist heute das Interesse von Medizin und Medien durchaus beeindruckend. Mit steigender Popularität des früher eher vertraulich angesprochenen Themas kommt es zu einer Fülle von Angeboten, die wirtschaftlichen Überlegungen dienen. Ein kritischer, hinterfragender Blick ist also notwendig, denn medikamentöse Wirkungen und Nebenwirkungen liegen nah beieinander, da in eine komplizierte Hormonsteuerung eingegriffen wird.

Betrachten wir zur Klärung die medizinische Fachbezeichnung für die Wechseljahre etwas genauer. Sie ist eine griechisch/lateinische Wortschöpfung, aus *Klimax* (Leiter oder Treppe) und *Climacterius* (Wendezeit oder Krisenzeit) zusammengesetzt. In dieser Wortbildung wirkt die gravierende Veränderung im Leben der Frauen weniger bedrohlich. Treppe und Wende sind aufmunternde, schöne Metaphern. Die Loslösung von der biologischen Fruchtbarkeit beinhaltet auch einen Zuwachs an Unabhängigkeit. Eine allgemein positive Lebenseinstellung erleichtert sicher diese Um- und Verwandlung.

Hormone, unsere Boten- und Steuerstoffe

Ohne Hormone läuft nichts im Körper. Sie beeinflussen unsere Körperfunktionen, Stimmungen und unsere Leistungsfähigkeit von der Geburt bis ins Alter. *Hormon,* aus dem Griechischen, bedeutet Antreiber. Dabei handelt es sich um körpereigene Botenstoffe zur Steuerung bestimmter Funktionskreise. Sie stellen beispielsweise eine Verbindung zwischen innerer Wahrnehmung und Körperreaktion her. Hormonausschüttungen entstehen bei Angstzuständen, Schreck, Unfällen, Wut usw. Ebenso sind sie Glücksboten bei Freude, Liebe, Lachen, Lust. Diese unsichtbaren Dirigenten werden in den endokrinen Drüsen gebildet. Von Schilddrüse, Eierstöcken, Nebennieren, Thymusdrüse, Bauchspeicheldrüse, Hirnanhangsdrüse gelangen Hormone über die Blutbahnen zu den entsprechenden Organen. Das System ist ein hochsensibler Kommunikationsapparat. Während der Auflösung des 28-tägigen weiblichen Periodenrhythmus (Abweichungen inbegriffen) können verschiedene und unterschiedlich ausgeprägte Beschwerden auftreten. Das Gleichgewicht der Hormone Östrogen, Progesteron und Testosteron nimmt nicht linear ab, sondern immer schubweise.

Den Anfang unangenehmer Begleiterscheinungen bilden unkontrollierte Schweißausbrüche und Hitzewallungen. Sie sind auf Schwankungen des Östrogenspiegels zurückzuführen, die im Gehirn Einfluss auf die Körpertemperatur nehmen. Die Kapillaren erweitern sich, die Hauttemperatur steigt, Poren öffnen sich und der Schweiß bricht aus. Das Gemeine ist, dass sich das vegetative Nervensystem nicht willentlich von den Betroffenen steuern lässt.

Der bei dieser Gelegenheit abgesonderte Schweiß setzt sich anders zusammen als der Thermo- oder Muskelschweiß. Mit Schwitzen versucht der Organismus, die Regelblutung, die wie ein monatlicher Aderlass den Körper entsäuert, zu ersetzen. Gegen diese erste Phase der Wechseljahresbeschwerden helfen Wechselduschen, Trockenmassagen und basische Vollbäder. Naturtextilien, ein gut belüftetes Schlafzimmer und Yoga-Kurse verschaffen Erleichterung.

Die hormonelle Veränderung kann sich weiter in Schlafstörungen, Reizbarkeit, Nervosität und seelischer Schwere äußern. Sich etwas gönnen und sich beschenken, sich jeden Tag ein bisschen mehr Zeit zum Verwöhnen nehmen, Licht und Sonnenenergie tanken – all dies sind wirksame Kleinigkeiten gegen Verstimmungen. Das Entdecken, Ausleben des eigenen kreativen Potenzials, Neugier und das Erfüllen lang gehegter Wünsche lassen Tiefpunkte weniger extrem oder erst gar nicht erscheinen.

Typologie in den Wechseljahren

Der Typus einer Frau lässt sich an den Symptomen der Wechseljahre erkennen. Der Entmineralisierungstyp verbraucht seine eigene Substanz, um den Säureüberschuss mit Mineralien zu neutralisieren. Äußerlich ist dieser Typus an dünnem, schütterem Haar bis zum Haarverlust zu erkennen. Oftmals verändert sich der Körperbau von einer normalgewichtigen Konstitution zu einer hageren, dünnknochigen Frau. Sie bauen ihre Knochensubstanz ab und neigen zur Osteoporose.

Umgekehrt verhält es sich bei den Frauen, die zu Ablagerungen neigen. Ihr Körper verändert sich von einer Idealfigur und einem Idealgewicht zur Unförmigkeit und zum Übergewicht. Bei ihnen überwiegen die Bindegewebsverdichtungen sichtbar in Form von starker Cellulite-Verschlackung an Oberschenkeln, Po, Armen und Bauch.

Hautveränderungen, Hautunreinheiten, Hautrötungen und das Phänomen der Spätakne kennzeichnen die Frau, die zu Ausscheidungen neigt. Sie verfügt über den Vorteil, dass ihr Körper die Gift- und Schlackenstoffe über die Haut ausleitet. Sie nutzt die Haut als Entschlackungsventil und entlastet damit die Zellmatrix. Diese Frauen suchen die richtige kosmetische Pflege und Hilfe für ein ansprechendes äußeres Erscheinungsbild. Viele vertrauen auf die im Markt angebotenen Anti-Aging-Produkte mit hoch gelobten Wirkstoffen, die zwar oberflächlich kaschieren können, aber das Hautproblem im Gesamtzusammenhang nicht begreifen und letztlich wenig nützen.

Manche Frauen tragen ein Familienrisiko in sich, wenn beispielsweise eine Disposition für Gelenkschmerzen und Erkrankungen des rheumatischen Formenkreises vorliegt. Entzündliche Prozesse sind daher schwerwiegende Beeinträchtigungen bzw. säurebedingte Erkrankungen im Klimakterium.

Eine Hormonersatztherapie gefährdet die Gesundheit
Die große Begeisterung für Hormonpillen und Hormonersatztherapien ist in den vergangenen Jahren abgeklungen. Nach Aussagen der Krankenkassen, der Arzneimittelkommission der deutschen Ärzteschaft oder des Bundesinstituts

für Arzneimittel und Medizinprodukte sei ihre Verschreibung
»... nur noch bei ausgeprägten Beschwerden und für einen
überschaubaren Zeitraum vertretbar«.

Wie erklärt sich dieser Sinneswandel? Die *Women's Health Initiative Study* in den USA, bei der 16 600 Frauen nach den Wechseljahren kombinierte Hormonpräparate einnahmen, wurde nach fünf Jahren vorzeitig abgebrochen. Der Grund war, dass das Risiko von Herzerkrankungen um 29 Prozent, von Schlaganfall um 41 Prozent und von Brustkrebs um 26 Prozent deutlich anstieg, wenn Frauen mehrere Jahre Hormone einnahmen. In Deutschland nehmen etwa fünf Millionen gesunde Frauen Hormone ein, um möglichen Osteoporoseschäden vorzubeugen und typische Befindlichkeitsstörungen zu lindern.

Hormontherapien bewirken eine Verlagerung der Säuren und Schadstoffe in den Uterusbereich. Die zunächst scheinbare Entlastung führt mittel- bis langfristig zu einer Belastung. In der Folge machen sich Bauchschmerzen und Wucherungen bemerkbar. Synthetische Hormone fördern Wassereinlagerungen im Gewebe, Ödeme, Gewichtszunahme und ein Spannungsgefühl in den Brüsten. Immer wieder wird berichtet, dass die Einnahme von Hormonen gegen Wechseljahresbeschwerden mit ernsten gesundheitlichen Risiken verbunden ist. Unter den wichtigsten Risiken werden gynäkologische Tumore, Gallenwegserkrankungen, Schlaganfälle, venöse Thrombosen und Lungenembolien genannt.

Auch hormonelle Verhütung erhöht die Säurekonzentration

Die Einnahme von Hormonen beeinflusst aber nicht nur Frauen in den Wechseljahren. Junge Frauen nehmen jahrelang Hormone als Verhütungsmittel ein, ohne Nebenwirkungen und Langzeitschäden zu bedenken. Mögliche Risiken stehen auf jedem Beipackzettel, werden aber gern überlesen. Erst Todesfälle 2009 durch die Antibabypille vom Typ »Yasmin« ließen aufhorchen und sorgten allgemein für Verunsicherung. Das Grundprinzip bei Hormongaben als Verhütungsmittel beruht darauf, dass dem Organismus eine ständige Schwangerschaft vorgegaukelt wird. Diese »Scheinschwangerschaft« führt zu einer Manipulation der Menstruation. Der natürliche Ausscheidungsfluss wird unterdrückt. Die unvollständige Menses und der permanente Rückstau sind es, aus denen die Gewichtszunahme resultiert. Meist ist es nämlich Gewebewasser, das der Körper zurückhält, um die Säurekonzentration zu verdünnen. Deshalb leiden Frauen verstärkt an Wassereinlagerungen, Gewichtszunahme und Cellulite, wenn sie neben einer säurelastigen Lebensweise die Pille als Verhütungsmittel einsetzen.

Und nicht selten kollidiert der Wunsch nach einem Kind mit den Folgen einer langjährigen Einnahme der Antibabypille. Wird der Organismus mit der Hormongabe über Jahre hinweg mit der Information gefüttert, schwanger zu sein, kann es nach Absetzen des Verhütungsmittels zu einer ungewollten Kinderlosigkeit kommen. Der Körper kann dann nach Jahren ständiger »Scheinschwangerschaft« nur bedingt auf das Absetzen der Hormone reagieren. Eine Befruchtung bleibt oftmals aus.

Präparate, die Östrogene zur Verhütung enthalten, erhöhen das Risiko für Thrombosen, Embolien, Herz-Kreislauf-Erkrankungen, Migräne und Akne. Besonders Raucherinnen und Frauen mit Diabetes sollten daher lieber auf die Pille verzichten.

Phytohormone als vernünftige Alternative

Die Natur bietet eine Vielzahl von Wirkstoffen, die sich eignen, hormonbedingte Befindlichkeitsstörungen zu lindern. In Anlehnung an eine Hormonersatztherapie sind allen voran die Phytohormone zu nennen, die erwünschte Wirkungen erzielen können, ohne schädliche Nebenwirkungen zu provozieren. Phytohormone sind den menschlichen Hormonen sehr ähnlich. Isoflavonen, Flavonen und Polyphenolen werden hormonähnliche Wirkungen zugeschrieben.

Grüner Tee, Brokkoli und das OPC *(oligomere Proanthocyanidine)* aus den Häutchen der Traubenkerne sowie Resveratrol aus roten Weintrauben sind Lieferanten multifunktionaler Wirkstoffe. Asiatische Frauen, für die an Phytohormonen reicher Soja täglich auf dem Speiseplan steht, haben weniger bis gar keine Probleme mit den Wechseljahren. Neben Sojaprodukten haben sich auch Rotklee und Leinsamen bewährt. Beim Leinsamen ist anzumerken, dass das wertvolle Leinöl keine Phytohormone enthält. Im Leinöl ist jedoch der hohe Gehalt an Alpha-Linolensäure von besonderer Bedeutung. Diese Omega-3-Säuren sind der Ausgangsstoff für hormonartige Stoffe. Das richtige Verhältnis von Omega-3-Säuren und Omega-6-Säuren spielt zur Gesunderhaltung generell eine wichtige Rolle. Zur Behandlung problematischer Gesichtshaut und für den Körper eignen sich basische Waschungen, reine Sheabutter und Avocadoöl.

Rezepte zur Linderung von Wechseljahresbeschwerden
Unterleibsbeschwerden
Frauenmanteltee *(Alchemilla vulgaris):* 2 TL Blätter mit ¼ l Wasser aufkochen, 10–15 Min. ziehen lassen, dann abseihen.

Herzbeschwerden
Weißdorn *(Crataegus monogyna).* Als Tee 2 TL mit ¼ l kochendem Wasser übergießen, 10 Min. ziehen lassen, dann abseihen.

Nervosität
Baldrian *(Valeriana officinalis,* Baldrianwurzel als Tee, Tinktur oder Dragee). 2 TL Baldrianwurzel mit ¼ l kaltem Wasser übergießen, über Nacht ziehen lassen, abseihen, körperwarm trinken.

Beruhigung
Hopfen *(Humulus lupulus):* Hopfenblüten und -zapfen enthalten östrogenähnliche Wirkstoffe.

Stärkung
Ginseng *(Panax ginseng):* Extrakte aus der Wurzel als Saft oder Dragee

Sonstige geeignete Teemischungen
Als Kaltwasserauszug *(Mazerat):* Hopfen – Melisse – Baldrian (je 20 g); 2 TL auf ¼ l Wasser, mindestens 5 Stunden ziehen lassen, anschließend nur leicht erwärmen.

Durch gewöhnliches Überbrühen: Johanniskraut – Melisse – Hopfenzapfen (je 20 g); 2 TL mit ¼ l kochendem Wasser übergießen, 10 Min. ziehen lassen, morgens und mittags trinken.

Allergische Reaktionen, Intoleranzen, Unverträglichkeiten

Kaum eine andere Befindlichkeitsstörung hat derzeit vergleichbare Zuwachsraten wie die allergischen Reaktionen. Mittlerweile ist laut Robert Koch-Institut jeder vierte Bundesbürger in irgendeiner Form von Allergien betroffen oder leidet unter schweren allergischen Reaktionen. Das Leben wird durch diese körperlichen Affekte eingeschränkt oder ganz von ihnen bestimmt. Viele Menschen bezeichnen sich als Allergiker, meinen damit aber nur, dass sie Unverträglichkeiten auf bestimmte Stoffe haben. Die Stärke der Reaktion hängt von der Dosis ab. Der Übergang von störendem Ärgernis bis zur wirklich schweren Allergie und Krankheit ist fließend. Bei einer echten Allergie reichen winzigste Mengen, um einen Totalausfall auszulösen. Eine Allergie in diesem vollen Umfang ist glücklicherweise selten und betrifft die wenigsten.

Und dann gibt es noch jene, die sich mit ihrer Unverträglichkeit in den sozialen Mittelpunkt rücken. Sie »pflegen« ihre »Allergie«, sofern überhaupt vorhanden, und sind sehr bestrebt, ihre Überempfindlichkeit herauszustellen *(Hypochonder)*. Dieser Stress kostet Lebensqualität und Lebensfreude. Nach meiner Erfahrung aus Vorträgen und Seminaren ist diese Gruppe der »Allergiker« weniger an erfolgreichen Lösungen interessiert.

Clemens Freiherr von Pirquet (1874–1929) erwähnte den Begriff Allergie erstmals 1906. Pirquet entdeckte in Antikörpern nicht nur schützende Funktionen, sondern auch Überreaktionen. Der Begriff setzt sich aus den griechischen Wörtern *allos* und *ergon* zusammen und bedeutet »andere Wirkung«. Allergien sind Abwehrschwächen und gleichzeitig überstarke, unangemessene Abwehrreaktionen des Körpers. Eine körperfremde Substanz bezeichnet man als Antigen. Das Antigen löst die Allergie aus.

Allergien entstehen dann, wenn ein fehlgeleitetes Immunsystem Antikörper gegen eigentlich harmlose Stoffe aufbaut. Die Reaktionen erfolgen in drei Schritten. Beim Erstkontakt stuft der Körper eine harmlose Substanz als gefährlich ein. In dieser Alarmphase werden Antikörper gebildet. Beim Folgekontakt stehen schon die Antikörper bereit, um den Normalzustand zu halten. Nach einer gewissen Zeit tritt eine Erschöpfung der Antikörper ein. Im dritten Schritt setzen Mastzellen entzündungs- und juckreizfördernde Botenstoffe frei. Es beginnt ein irrtümlicher Abwehrkampf.

Drei Bereiche bieten großes Allergiepotenzial: die Atemwege, die Haut und der Darm. Während westliche Ärzte häufig nicht wissen, warum Menschen von Allergien betroffen werden, sehen asiatische Ärzte die Ursache in einem zu schwachen Immunstatus durch Übersäuerungsfaktoren. In Asien wird ein wesentlich größerer Wert auf die Balance zwischen Yin und Yang und zwischen Säuren und Basen gelegt.

Das Leaky-Gut-Syndrom (löchriger Darm)

Der Darm hat als flächenmäßig größtes Organ eine Doppelaufgabe: Aufnahme von Nahrungsmitteln und Ausscheidung von verbrauchten Stoffen. Die Schleimhaut im gesunden Dünndarm liegt bei einem basischen pH-Wert zwischen 7 und 8,2. Im Dickdarm herrschen saure pH-Werte zwischen 5 und 6 vor. Menschen mit einer chronischen Übersäuerung weisen pH-Wert-Veränderungen der Darmschleimhäute und ihrer Beschaffenheit auf. Die Werte kehren sich um: Der Dünndarm wird säuerlicher, der Dickdarm basischer.

Sie haben noch nie etwas vom Leaky-Gut-Syndrom gehört? Dabei geht es um eine Entgleisung des Darms und des Immunsystems; der Begriff beschreibt, wie sich die Schleimhaut derart verändert, dass Fremdstoffe aus dem Darm in den Blutkreislauf gelangen. Die Ursache ist ein Abbau der schützenden Schleimhaut, wodurch der Darm »löchrig« wird. Die Durchlässigkeit der Darmwand stört massiv die Stoffwechselvorgänge und führt zu einer erhöhten Entzündungsbereitschaft und steigenden Unverträglichkeiten.

Wenn nun der Darm unser größtes Immunorgan ist und ca. 80 Prozent unseres Abwehrkräftepotenzials sich im Darm und im umliegenden lymphatischen Gewebe befinden, dann ist bei einer Allergie, die ja eine Fehlschaltung der Immunabwehr ist, dieses Organ immer beteiligt. Von daher ist es nicht zielführend, sich von allergenen Substanzen fernzuhalten. Stattdessen sollte man ursächlich die chronische Übersäuerung aufheben, die den Darm schwächt und damit Allergien Tür und Tor öffnet.

Die genannten pH-Werte im Dünn- und Dickdarm sind für stabile Abwehrkräfte entscheidend, weil in einem bestimmten Schleimhautmilieu das Einnisten von unerwünschten Keimen und Giftstoffen verhindert wird. Im gesunden basischen Milieu passen Antikörper gut auf. Sie bilden sich, wenn der Körper Kontakt mit bestimmten Krankheitserregern hatte, und bewirken eine Immunität. Ist die Darmflora intakt, haben Keime, Bakterien, Pilze und Antigene keine Chance.

Lebensmittel-Intoleranz

Bei allergischen Austestungen spielen Lebensmittel eine primäre Rolle. Allen voran stehen als Auslöser einer allergischen Reaktionslage der Weizen und die Kuhmilch im Fokus. Die Ursache ist in beiden Fällen eine »Überziehung« auf rein quantitative Erträge, die zur Bildung von Stressproteinen führen. Die Unverträglichkeiten entstehen aus einem Fehlverhalten von Immunzellen, die nicht mehr zwischen bestimmten Eiweiß- und Kohlenhydratmolekülen wie Gluten und Kasein unterscheiden können. Die Kombination Sickerdarm (Leaky Gut) und der Verzehr von Getreide und Kuhmilchprodukten kann Organe und Gewebe zerstören.

Bei einer Primärallergie gegen Milch sind artfremdes Eiweiß und Bestandteile der Milch die Auslöser. Meist beruht die Unverträglichkeit auf Kasein und Laktose. Sahne, Butter, Mozzarella und reife Käsesorten hingegen werden vertragen. Reaktionen zeigen sich oft über die Haut bis hin zur Neurodermitis und im Darm durch Entzündungen und Durchfall.

Eine Milchzuckerunverträglichkeit *(Laktoseintoleranz)* ist keine Allergie. Den betroffenen Menschen fehlt das Enzym Laktase. Unverdauter Milchzucker sammelt sich im Darm, dessen Bakterien den Milchzucker unter Gasbildung aufspalten.

Menschen mit Laktoseintoleranz reagieren fast immer auch auf fruchtzuckerhaltige Lebensmittel *(Fruktoseintoleranz)*. Diese Unverträglichkeit nimmt seit Jahren stetig zu. Sie kann vorübergehend auftreten und wieder verschwinden *(intestinal)* oder auf einem Enzymdefekt basieren *(hereditär)* und lebenslang eine Überreaktion auf fruktosehaltige Lebensmittel nach sich ziehen.

Die Symptome bei Milchzucker- und Fruchtzuckerunverträglichkeit sind ähnlich: Blähungen, Völlegefühl, Bauchschmerzen, Müdigkeit, Krämpfe und Verstopfungen können auftreten.

Im Zusammenhang mit Intoleranzen darf eine weitere nicht unerwähnt bleiben: Histaminintoleranz zählt eigentlich zu den Nahrungsmittelunverträglichkeiten und wird als »Pseudoallergie« bezeichnet. Dafür gibt es gute Gründe; Pseudoallergie passt deshalb, weil die Symptome so verwirrend und vielseitig sind wie bei echten Allergien und weil das Krankheitsbild als Ganzes medizinisch in Frage gestellt wird. Außerdem unterscheidet sich diese Unverträglichkeit dadurch, dass sie weder im Blut- noch im Hauttest nachzuweisen ist.

Zur Histaminunverträglichkeit existiert eine Hypothese, nach der der Körper diesen Botenstoff aus Lebensmitteln nicht abbaut, weil ein Mangel des Enzyms Diaminoxidase (DAO) oder ein Missverhältnis zwischen Zufuhr und Abbau des Histamins vorliegt. Lebensmittel, die einer mikrobiellen Reifung unterliegen, enthalten vermehrt Histamin. Hierzu zählen Käsesorten mit einer langen Reifezeit, Rotwein, Rohwurst wie Salami und Cervelatwurst, Fischkonserven, Sauerkraut und Schokolade. Histamin, welches ein körpereigenes Hormon ist und im Fall einer echten Allergie von den Mastzellen ausgeschüttet wird, entsteht auch durch Gärungsprozesse im Darm. Ebenso können Arzneimittel als Diaminoxidasehemmer den Abbau blockieren und dadurch den Histaminspiegel erhöhen.

Glutenunverträglichkeit

Die Primärallergie gegen Weizen lässt sich wahrscheinlich auf züchterische und gentechnische Manipulationen zurückführen. Allergische Reaktionen auf den Urweizen Dinkel sind nämlich nicht bekannt. Beim Weizen gilt es zu differenzieren zwischen einer Allergie auf Weizen und einer Glutenunverträglichkeit. Wer auf Weizen reagiert, meidet alle Lebensmittel mit diesem Getreide und weicht auf andere Sorten wie Hafer, Roggen oder Gerste aus.

Eine Glutenunverträglichkeit bezieht sich nicht auf Weizen allein, sondern generell auf Klebereiweiß *(Gluten),* das im Dünndarm nicht verstoffwechselt wird. Die Betonung liegt bei der Aussprache von Gluten auf der Endsilbe. Ich erwähne das, weil ein unglaublich hoher Anteil der Betroffenen das Wort wie im Sinn von »Feuergluten« ausspricht.

Im Dünndarm bilden sich bei einer Glutenunverträglichkeit die Zotten der Schleimhaut durch Entzündungen zurück. Nahrung wird schlechter aufgenommen. Die Krankheit dazu heißt Zöliakie oder Sprue. Die entzündungsbedingte Rückbildung der Darmzotten ist gekoppelt an den durchlässigen Darm. Getreide und Nahrungsmittel mit Gluten sind konsequent zu meiden, damit sich die Darmschleimhaut regenerieren kann.

Sie können es drehen und wenden, wie Sie wollen, ob Allergie, Intoleranz oder Unverträglichkeiten: Es läuft nahezu immer darauf hinaus, dass das Verdauungssystem nicht einwandfrei arbeitet. Unzählige Symptome, eine Ursache: Übersäuerung der Gewebe.

Pollenalarm

Vor zwanzig Jahren noch undenkbar, werden heute in den Nachrichten Pollenflugwarnungen verlesen und sind zum selbstverständlichen Standard geworden. Ist die Natur der Bösewicht, oder liegt die Ursache bei uns? Was können der Betroffene und derjenige, der vielleicht heute schon latent eine allergische Reaktion in sich trägt, vorbeugend tun, um sich an der blühenden Saison zu erfreuen?

Heuschnupfen hat nichts mit Heu zu tun. Blütenpollen, die mit Autoabgasen, Feinstaub, Reifen- und Bremsbelagabtrieb kontaminiert sind, bringen uns das Gift zurück. Beim Heuschnupfen erweitern sich die Blutgefäße. Die Nase läuft, die Augen tränen, die Augenlider schwellen an. Histamin und andere Botenstoffe erweitern die Blutgefäße, so dass die Durchblutung von Haut und Schleimhaut erhöht wird. Die Produktion der Schleimdrüsen wird heftig angeregt, die Gefäßwände werden durchlässiger für das Blutserum. Dies führt zum Anschwellen des Gewebes und zu Entzündungen.

Das relativ häufige Asthma ist ebenfalls eine Schleimhautentzündung der Atemwege. Wird das Allergen eingeatmet, bewirkt Histamin, dass die Bronchien kontrahieren. Muskeln, die der Mensch nicht bewusst an- und entspannen kann, ziehen sich zusammen. Die Atemnot ist da.

Antibiotika und Keimfreiheit

Die Ursache von Allergien können auch Impfungen und Antibiotika sein, die das Immunsystem schwächen. Die Schwächung beruht im Wesentlichen auf den in Impfstoffen enthaltenen chemischen Verbindungen Formaldehyd und Quecksilber. Menschen, die wiederholt ein Antibiotikum einnehmen, zerstören einen Teil ihrer Darmbakterien.

Übertriebe Hygienestandards lassen zusätzlich unsere Abwehrkräfte erlahmen. Die Hygiene-Hypothese führt die steigende Zahl der Allergiker auf Desinfektionsmittel und übertriebene Sauberkeit zurück.

Tatsache ist, dass Kinder vom Bauernhof viel weniger betroffen sind. Dreck reinigt bekanntlich den Magen. Kuhstall statt Keimfreiheit schenkt Kindern offenbar eine robuste Konstitution für ihr weiteres Leben.

Das gilt zweifellos auch für Muttermilch als besten Immunschutz. Ärzte und Hebammen raten Müttern aus zu allergischen Reaktionen neigenden Familien, ihr Kind möglichst lange zu stillen, da die Muttermilch ein natürlicher Schutz und die beste Stärkung des Immunsystems des Neugeborenen ist.

Erfolgreiche Immuntherapien

Die Schulmedizin verabreicht gegen Allergien meist Kortisone oder Antihistaminika. Als Symptombehandlung in der Not mag man das gelten lassen, langfristig sind sie aber keine Lösung. Mehr Erfolge bringt dabei eine SIT *(spezielle Immuntherapie)*. Es handelt sich um eine Aufbaubehandlung nach der Allergiesaison. Der Organismus wird mit einer individuell definierten Dosis peu à peu mit dem Allergen konfrontiert. Das Immunsystem gewöhnt sich an den ursprünglichen Auslöser.

Die Vorgehensweise ähnelt dem homöopathischen Prinzip *Gleiches mit Gleichem* und wird auch Hyposensibilisierung genannt. Entscheidend bei dieser Methode ist die sogenannte suballergene Menge; d.h., dass der Stoff, auf den der Patient reagiert, knapp unter der Dosis der Allergieauslösung injiziert wird. Mit dieser Methode lässt sich gewöhnlich eine Falschreaktion des Körpers überlisten.

Neben einer Ernährungsumstellung auf basenreiche Kost und einer Entsäuerung des Körpers ist die Stärkung der Abwehrkräfte das Wichtigste. Für *Dinkelwasser* nehmen Sie auf 1,5 Liter Wasser 50 Gramm Dinkel und kochen ihn 60–90 Minuten aus. Anschließend den Sud, also das erzeugte Dinkelwasser, wie einen Tee genießen.
Sonnenhut (Echinacea purpurea) dient ebenso der Stärkung des Immunsystems. Dr. Jürg Gertsch vom Institut für Pharmazeutische Wissenschaften Zürich erbrachte auf molekularbiologischer Ebene den Wirkungsnachweis für das, was sein Landsmann Dr. Alfred Vogel (1902–1996) stets behauptete, nämlich dass die Pflanze *Echinacea purpurea* die körperlichen Abwehrkräfte steigert.

Allergieauslösende Stoffe
Atemwegs-Allergene
Blütenpollen und Gräser: Getreide, Blumen, Sträucher
Tierhaare: Hund, Katze, Pferd, Kaninchen
Hausstaub: Milbenkot, Matratzenfüllungen, Bettfedern
Schimmelpilze: Hausschwamm, Wandschimmel, Sporen
Berufsbedingte Stoffe: Mehlstaub, Terpentin, Formalin, Lösungsmittel

Nahrungsmittel-Allergene
Milchprodukte: Milch, Butter, Käse
Eiweißprodukte: Eier, Fische, Meeresfrüchte
Obst: Erdbeeren, Stachelbeeren, Zitrusfrüchte
Gemüse: Tomaten, Zwiebeln
Nüsse: Haselnüsse, Walnüsse, Mandeln
Getränke: Wein, Fruchtsäfte

Haut-Allergene
Kosmetika: Haarfarben, Sonnenschutzmittel, Konservierungsstoffe, ätherische Öle, Parfüm
Terpentinprodukte: Lackfarben, Schuhcreme, Bohnerwachs
Buntmetalle: Schmuck, Armbänder, Piercings, Nickel, Kupfer
Chemikalien: Formalin, Jod
Medikamente: Salben, Einreibemittel, Sprays, Infusionslösungen
Kleinlebewesen: Parasiten, Bandwürmer, Spulwürmer, Insekten, Bienen, Wespen, Mücken

Zivilisationskrankheiten

Galten früher Seuchen und Infektionen als Todesursache Nummer eins, so dominieren heute in den Statistiken die sogenannten Zivilisationskrankheiten. Tatsächlich sind Superviren weniger zu fürchten als nicht ansteckende Wohlstandskrankheiten. Selbst in Entwicklungs- und Schwellenländern, die sich schnell ausbreitende Krankheiten wie Malaria, Tuberkulose und Aids bekämpfen, werden mit steigendem Wirtschaftswachstum »westliche« Krankheiten überwiegen. Bestes Beispiel ist heute China, das mit dem Wandel des Lebensstils bei Übergewicht, Bluthochdruck und Diabetes unser Niveau erreicht hat. Auf diesem Gebiet ist der Westen »Exportweltmeister«.

Typische Zivilisationskrankheiten sind keine Schicksalsfrage. Sie hängen mit einer verantwortungsvollen Lebensweise, mit einem ganz individuellen Verhalten und mit der Summe aller Lebensschritte zusammen. Ich will damit nicht behaupten, dass jede Krankheit selbst verschuldet und durch persönliche Aktivität zu lindern oder zu heilen ist. Möge jeder bei sich hinschauen und prüfen, ob die Kehrseite des bequemen Lebens und des Wohlstandes in Krankheiten enden muss und wie der

Widerspruch zwischen Wohlstand und Gesundheit mit Selbstfürsorge und Vorsorge aufgehoben wird. Es gibt verlässliche Regeln, wie man aktiv ohne chronische Erkrankungen ein gesundes Alter erreicht.

Nach einem schöpferischen Plan erneuert sich unser Körper innerhalb von vier Jahren vollkommen neu. In allen Bereichen des Körpers werden neue Zellen produziert und alte abgebaut. Nach dieser Regel dürfte es keine Krankheiten geben, und trotzdem sind sie in unserem Umfeld präsent, weil Krankheit als Definition eine Disharmonie zwischen Geist und Körper ist.

Vergiftung durch Schwermetalle

Bei Zivilisationskrankheiten, die unerklärlich sind oder deren Ursachen nicht gefunden werden, muss an eine Schwermetallbelastung gedacht werden. Oft werden Krankheiten nicht mit einer Metallbelastung in Verbindung gebracht, weil sie keine spezifischen Symptome hervorrufen und weil die Beschwerden sehr viel später auftreten. Für mich gehört die Vergiftung durch Schwermetalle als Auslöser zu den Top Ten aller Wohlstandskrankheiten. Sie denken sicherlich als Erstes an die Belastungen alter Wasserleitungen aus Blei oder an den Zahnfüllstoff Amalgam, der bis zu 50 Prozent aus Quecksilber besteht. Aber die Giftliste ist länger, als Sie vermuten. Wer macht sich schon Gedanken über Platin und Palladium aus Autokatalysatoren in der Atemluft (Hauptsache schadstoffarm und von der Kraftfahrzeugsteuer befreit), Aluminium in Kosmetika, Kadmium in Batterien, Nickel im Modeschmuck usw.

Die Schwierigkeit liegt darin, dass unser Körper keine Wahrnehmung für notwendige und schädliche Metalle hat. Vielleicht hat die Natur deshalb keine Schutzmechanismen entwickelt, weil es eine Gruppe Metalle gibt, die lebensnotwendig sind. In Spuren brauchen wir Eisen, Kupfer, Zink, Arsen und Nickel. Schädlich und von keinerlei Nutzen sind die Metalle Blei, Kadmium, Aluminium und Quecksilber. Sie reichern sich schleichend in Organen und Geweben an, und der Organismus ist in der Lage, Belastungen bis zu einem gewissen Grad auszugleichen. Müdigkeit, Vergesslichkeit oder Konzentrationsschwächen führt kaum jemand auf Schwermetalle zurück. Erst wenn das Fass überläuft und die körpereigenen Regulationen versagen, kommt es zu schwerwiegenden Anzeichen und Krankheiten.

Amalgam verursacht chronische Erkrankungen

Ich habe die Vergiftung durch Schwermetalle allen anderen Zivilisationskrankheiten vorangestellt, weil sie Mitursache weitreichender chronischer Erkrankungen und durch Amalgamfüllungen »flächendeckend« verbreitet ist. Quecksilber gilt als das giftigste nicht radioaktive Element und rangiert von allen giftigen Substanzen, die heute bekannt sind, an sechster Stelle. Es muss als Gift deklariert werden, wenn es in die Praxis verschickt wird, und es wird als Sondermüll gekennzeichnet, wenn es nach dem Herausbohren die Zahnarztpraxis verlässt. In Japan und in Russland ist die Verwendung von Amalgam seit 1971 bzw. 1975 verboten. Die schwedische Gesundheitsbehörde empfahl 1991 nach intensiven Auswertungen von Studien, Amalgamfüllungen zu stoppen.

Der Zahnmediziner Dr. med. dent. Klaus Schäfer aus Hamm/Westfalen verfasste 1995 eine Doktorarbeit zum wissenschaftlichen Erkenntnisstand der Amalgamverträglichkeit. In seiner Dissertation an der Johannes-Gutenberg-Universität Mainz hat sich Schäfer intensiv mit der Schwermetallvergiftung der Bindegewebsflüssigkeiten beschäftigt. Die Einflüsse verschiedener gesundheitsschädigender Wirkungen durch Schwermetalle wurden in einem Zeitraum von über vierzig Jahren an der Universität Wien durch den Arbeitskreis um Pischinger erforscht.

Die Liste der Krankheitssymptome ist lang und unspezifisch. Es treten Erkrankungen des Magen-Darm-Trakts, des Herz-Kreislauf-Systems, des zentralen Nervensystems und eine Schwächung des Immunsystems auf. Synergetische Effekte mit anderen Metallen und Mykotoxinen (Gifte durch Verpilzung) belasten den Körper zusätzlich. Da Schwermetalle für Enzymstörungen in der extrazellulären Matrix verantwortlich gemacht werden und Quecksilberionen im Mesenchym nachweisbar sind, wird die Grundregulation destabilisiert. Dauerhafte Überlastungen führen zur Überreaktion oder zur Erschöpfung mit Reaktionsstarre. Die Reaktionsstarre wird als Endstadium ausgeprägter Erkrankungen mit einer vollständigen Trennung von Grund- und Immunsystem angesehen, d. h., der Stoffwechsel kollabiert, weil die Grundregulation und die Abwehrkräfte im Organismus zusammenbrechen.

Bei Alzheimer-Patienten findet man in einem frühen Stadium dieser Zivilisationskrankheit eine dreifach höhere Belastung mit Quecksilber im Blut. Quecksilber führt dazu, dass feine Verästelungen der Nerven absterben. Es lagert sich als Plaque im Gehirn ab und zerstört Gehirnzellen. Das Gift agiert wie ein Schlüssel für die Zellwand. Seine Präsenz verhindert die Ausleitung anderer Schwermetalle aus der Zelle. Beim Sterben der Gehirnzellen steht auch der bereits erwähnte Süßstoff Aspartam dringend unter Verdacht. In Bezug auf Alzheimer muss ich außerdem das Leichtmetall Aluminium erwähnen. Allgemein spricht man von Schwermetallvergiftungen und schließt die Leichtmetalle Aluminium und Titan mit ein. Aluminiumverbindungen können durch Deosprays und Antitranspiranten und über das Trinkwasser mit Fluor und Chlor einen löchrigen Darm und die Blut-Hirn-Schranke passieren. In Verbindung mit den erwähnten Giften beschleunigt sich der Gedächtnisverlust.

Quecksilber schädigt den Stoffwechsel bei geringsten Konzentrationen. Unverständlich angesichts dieser schweren Auswirkungen ist, dass es heute immer noch in der Medizin verwendet wird: bei Medikamenten gegen Bluthochdruck, in Desinfektionsmitteln und Impfstoffen. Und natürlich in »Energiesparlampen«, aber das ist ein anderes Thema.

Vorsicht bei der Entfernung von Amalgamfüllungen

Ausdrücklich weise ich darauf hin, dass bei einer Eliminierung der Belastungen der Mineralstoff- und Spurenelementehaushalt zu kontrollieren ist. Als Folge der Beeinträchtigungen wird nämlich das extrazellulär vorhandene Depot an Wasser, Salzen und Mineralien verändert, so dass der Mineralhaushalt beeinflusst wird. Im Fall bereits vorliegender Erkrankungen ist das Bindegewebe derart in seiner Reaktionsfähigkeit geschädigt, dass nicht nur das Entfernen der Amalgamfüllungen erforderlich wird, sondern dass die im Organismus eingelagerten Schadstoffe mit ausgeleitet werden müssen.

Äußerste Vorsicht ist bei der Entfernung von Zahnfüllungen geboten. Erfahrene Zahnärzte ergreifen entsprechende Vorsichtsmaßnahmen und verfügen über professionell geschulte Mitarbeiter. Eine Entgiftung ist erst nach Entfernung aller Füllungen sinnvoll. Ein homöopathisches Verfahren nach dem Prinzip *Gleiches mit Gleichem* als Dosis Hg (Quecksilber) eignet sich nicht. Es besteht die Gefahr, dass das im Bindegewebe gespeicherte Quecksilber frei wird und aus dem extrazellulären Raum in die Zelle vordringen kann, wo es weitaus größeren Gesundheitsschaden mit schwersten Krankheitsbildern verursacht. Das Gift löst sich zwar im Bindegewebe, verteilt sich aber nur um und lagert sich in Organen oder im Gehirn erneut ab. Zur Unterstützung der Entgiftungsorgane Leber und Niere eignen sich homöophatische Mittel dagegen sehr wohl.

Blei und Kadmium

Die Metalle Blei und Kadmium sind in der Umwelt durch die langjährige technische Nutzung weit verbreitet und schließlich in der Nahrungsmittelkette angelangt. Als Bestandteil von alten Wasserleitungen ist auch hier eine »flächendeckende« Reichweite festzustellen. Aber nicht nur durch Spuren im Lebenselement Wasser haben viele Menschen »Blei in den Knochen«. Das Gift wurde als Blei-Tetraethyl dem Kraftstoff beigemischt. Es erhöhte die Klopffestigkeit des Benzins in Verbrennungsmotoren und gelangte über den Auspuff in die Atmosphäre. Haben Sie noch die bleihaltige Luft an stark befahrenen Straßen in der Nase?

Blei lagert sich in Knochen und Bindegewebe ab und erreicht durch die Plazenta ungeborenes Leben. Es ist auch in der Muttermilch vorhanden. Die Folgen einer Bleivergiftung reichen von Anämie, Hyperaktivität, multipler Sklerose bis hin zu Epilepsie. In Verbindung mit Quecksilber verstärkt sich die Toxizität.

Blei und Kadmium waren übliche Korrosionsschutzmittel für Metalle. Heute gibt es andere Verfahren (Vollverzinkung, galvanisches Bad). Kadmium wird vor allen Dingen beim Rauchen frei und eingeatmet. Die Konzentrationen kumulieren sich in den Organen Lunge, Leber, Nieren und in den Knochen. Es ist naheliegend, dass Kadmium bei Lungenfunktionsstörungen beteiligt ist.

Volkskrankheit Karies

Die Entstehung von Karies ist ein komplexer Vorgang, an dem sowohl innere *(endogene)* als auch äußere *(exogene)* Faktoren beteiligt sind. Allgemein bekannt ist die Zahnschädigung durch verschiedene Zuckerarten. Auch die Qualität von Kohlenhydraten kann die Kariesanfälligkeit beeinflussen. Weniger bewusst ist den meisten Menschen hingegen, dass saurer Speichel und saure Schleimhäute die Bakterienflora des Mundes verändern bzw. das Säure-Basen-Gleichgewicht verschieben. Saures Milieu begünstigt die Entmineralisierung des Zahnfleisches *(Parodontose)* und den Kalkentzug aus den Zähnen und greift außerdem den natürlichen Zahnschmelz an.

In ihren Forschungsarbeiten wiesen Sander (1953) und Rumler (1971) nach, dass eine latente Azidose die Kariesanfälligkeit erhöht. Die in unseren Breitengraden übliche säureüberschüssige Industrie- bzw. Zivilisationskost begünstigt den Zahnverfall. Ihr mangelt es an wichtigen basischen Mineralien, Mineralsalzen, Spurenelementen und Vitaminen. Hinzu addieren sich die verbreiteten »weichen« Mahlzeiten, die ein ordentliches Kauen fast erübrigen. Dies kommt dem Schnellessen *(Fast Food)* entgegen. Wir nehmen uns kaum mehr Zeit, in Ruhe zu essen. Oft geschieht es nebenher. Dabei fördert gerade das Kauen die Sekretion von Speichel, der eine alkalische Reaktion ermöglicht und die Zahnzwischenräume säubert, also dort putzt, wo die Zahnbürste nicht hinkommt.

Gründliches Kauen als Karies-Vorsorge

Zu den Mahlzeiten ausreichend Zeit einplanen, mit Ruhe genießen und vor allem gutes Kauen – das sind die Voraussetzungen für die Prophylaxe gegen Karies. Das Kauen darf keineswegs zu kurz kommen, weil es Einfluss auf die Speichelflüssigkeit ausübt und zur ersten enzymatischen Aufspaltung beiträgt. Gut gekaut ist halb verdaut. Für unser Thema Säure-Basen-Haushalt wesentlicher sind allerdings die Aufgabe des Speichels als Puffer und seine Funktion im Hinblick auf die Verdünnung der Säuren. Davon abgesehen, lassen sich viele Verdauungsstörungen durch Kauen verhindern oder beheben. F. X. Mayr waren diese Zusammenhänge wohlbekannt, und deshalb dürfen sich Kursteilnehmer erst einmal gründlich im Semmelkauen üben.

Werfen wir einen Blick nach Indien und zu vielen Naturvölkern. Ohne moderne Zahnpflegeprodukte glänzen die Zähne der Menschen dort oft bis ins hohe Alter. Die Gründe liegen nicht nur in naturbelassener Ernährung, sondern in der Angewohnheit, regelmäßig Hölzer und Pflanzenteile zu kauen. Diese Pflanzensubstrate enthalten Harze und sind im eigentlichen Sinne die ursprünglichen »Kaugummis«. In Afrika, Südamerika und Ostasien wählen die Menschen einige Kaugenussmittel, die nicht essbar und unverdaulich sind. Das Gummiharz des Weihrauchbaums ist dabei ziemlich beliebt. Aus meiner Zeit als Betreuer in einem internationalen Kinderhort ist mir eine portugiesische Familie in Erinnerung geblieben, die sich nie die Zähne putzte. Alle Zähne der Familienmitglieder waren tadellos. Ich kann ihr Geheimnis gut erahnen.

Karies durchs Zähneputzen?

Wenn wir uns die Werbung für Zahncremes, Zahnbürsten und Mundwässer anschauen, erweckt sie leicht den Eindruck, Karies und Paradontose sei eine zwangsläufige Folge mangelhafter Zahnpflege. Konzerne und gut bekannte Marken sprechen von Kariesforschung und geben vor, das Übel an der Wurzel zu packen. Ständig neue Formeln und Zugaben von Fluoriden schützen angeblich unsere Zähne. Doch warum sind dann die Zahnarztpraxen so voll? Denken Sie einmal darüber nach. In unserer Zivilisation putzt sich mindestens die Hälfte der Bürger täglich einmal oder mehrmals die Zähne. Demnach dürften Zahnschäden nicht die Regel, sondern eine Ausnahme sein.

Scheinbar kann die moderne Zahnpflege und Mundhygiene nicht das halten, was in der Werbung versprochen wird. Oder könnte es sein, dass die Zusammensetzung dieser Pflegemittel mit ihren Detergentien, Schaum- und Reinigungsstoffen einer gesunden Mundflora und dem Zahnschmelz abträglich ist? Könnte es sein, dass der natürliche Zahnschutzbelag durch aggressive Zutaten und harte Zahnbürsten Schaden nimmt und Säuren leichter die härteste Substanz überhaupt, unsere Zähne, angreifen können? Es bleibt festzustellen: Karies ist bei Zähne putzenden Menschen verbreitet, obwohl sie durch das Putzen verhindert werden soll.

Ich will nicht gegen das Zähneputzen wettern. Von militanten Gegnern bis zu Sprachrohren der Industrieanbieter reicht das Spektrum der Meinungen über die richtige Zahnpflege. Allerdings kann es einen schon verwundern, wenn Sie die INCI-Liste *(International Nomenclature Cosmetic Ingredients)* konventioneller Zahncremes genauer lesen. In Fachkreisen sind die Nebenwirkungen kritischer Reinigungssubstanzen seit den Siebzigerjahren bekannt. Bedenken Sie bitte: Tenside wie Natrium-Laurylsulfate werden oral zugeführt, teils versehentlich verschluckt und können zu Veränderungen der Mundschleimhäute führen. Nicht unerwähnt soll der Abrieb durch ungeeignete Schleifmittel in Pasten sein, der durch zu harte Nylon- und Perlonbürsten und zu hohen Druck noch verstärkt wird.

In der Welt der Mundwässer sieht es nicht besser aus. Bakterienfeindliche und aggressive Inhalte sind bedenkliche Eingriffe in die biologische Bakterienflora unserer Mundhöhle. Möglicherweise ist der Schaden größer als der Nutzen.

Zusammenfassend bleibt festzuhalten, dass Karies kein Putzproblem ist wie allgemein angenommen. Ein intakter Säure-Basen-Haushalt, vollwertige, mineralstoffreiche, basenüberschüssige Ernährung und gutes Kauen sind wichtige Voraussetzungen für die Zahngesundheit. Unterstützt werden kann sie durch richtige Pflegeprodukte, die idealerweise basisch sein sollten.

Herz-Kreislauf-Erkrankungen

In Industrieländern stehen Herz-Kreislauf-Erkrankungen mit Todesfolge seit Jahrzehnten auf Platz eins der häufigsten Todesursachen. In Deutschland erleiden über 500 000 Menschen pro Jahr einen Herzinfarkt oder Schlaganfall im Gehirn. Jeder vierte Bürger hat in irgendeiner Form mit Herz-Kreislauf-Beschwerden zu tun. Zu den Erkrankungen zählen überwiegend Durchblutungsstörungen, Gefäßverengungen und Gefäßverschluss *(Thrombose),* koronare Herzkrankheit *(Angina pectoris),* Herzinfarkt, Herzversagen und Schlaganfall. Leser mit einem Sinn für makabren Humor mögen zu der Feststellung kommen, dass schließlich jeder an Herzversagen stirbt. Wenn das Herz seinen letzten Takt geschlagen hat und das Blut nicht mehr zirkuliert, stirbt das Gewebe ab.

Mangelnde Durchblutung

Unser Blut ist Lebenssaft und Treibstoff für unseren Motor Herz. Blut als Transportmedium versendet jeden Nährstoff, jedes Mineral, jedes Spurenelement über das Kreislaufsystem zur Zelle. Die Bedeutung des leicht basischen pH-Wertes 7,4 und die leichten Fließeigenschaften *(Viskosität)* haben wir bereits besprochen. Die roten Blutkörperchen *(Erythrozyten)* müssen frei und entspannt durch die Gefäße fließen. Dann erreichen sie überall ihr Ziel. Ihr scheibenförmiger Durchmesser beträgt ca. 7,5 Mikron. Sie sind leicht verformbar und passieren feinste Kapillaren mit einem Durchmesser von nur 3 bis 4 Mikron. Diesen »Engpass« überwinden die Erythrozyten durch eine Strukturanpassung, die den Widerstand verringert. Die Verformbarkeit und »Strömungsanpassung« funktioniert aber nur im basischen Milieu mit pH-Wert 7,4. Mehr oder weniger starke Abweichungen Richtung Säuerung führen von peripheren Durchblutungsstörungen in Armen und Beinen bis zum Herzinfarkt.

Die Extremitäten sind am weitesten von unserem Herzen entfernt. Schlechte Durchblutung macht sich deshalb an kalten Händen und Füßen bemerkbar. Mangelnder Blutstrom bedeutet mangelnde Versorgung mit Nährstoffen und Sauerstoff für jede Zelle in der Region und gleichzeitig auch mangelnden Abtransport von Endprodukten des Zellstoffwechsels über den Blutkreislauf und das Lymphgefäßsystem. Die geringfügig niedrigere Temperatur in den Extremitäten erhöht zusätzlich die Wahrscheinlichkeit für Ablagerungen in Gelenken und Bindegewebe. Es kommt zur lokalen Übersäuerung und Verdichtung der Zwischenzellflüssigkeit, die wiederum die Blutzirkulation und Nervenimpulsübertragung beeinträchtigt. Aus »feinstofflicher« Sichtweise bedeutet eine schlechte Durchblutung mangelnde Lebensenergie und Blockaden. Auch die Seelenenergie fließt nicht frei in unserem umfassendsten System zu jeder Zelle im Körper.

Wie steigern Sie den Blutfluss? Ganz einfach: Bewegung fördert die Durchblutung. Massagen, Bürstenmassagen, Massageöle, Fango- und Algenpackungen, Wechselduschen, Kneippsche Güsse, Sauna und Basenbäder unterstützen zusätzlich den Blutfluss.

Atheroslerose oder Azidose?

Gute Durchblutung ist zudem eine Frage der Elastizität der Gefäßwände. Je elastischer die Gefäßwände, umso leichter reguliert sich der Blutdruck nach dem gerade notwendigen Leistungsbedarf. Ablagerungen in den Gefäßwänden erschweren die Anpassung und beeinträchtigen den Blutdurchfluss. Der Volksmund spricht von Verkalkung und meint damit Ablagerungen in den Gefäßwänden. Wörtlich übersetzt heißt Arteriosklerose Verhärtung der Schlagadern und bezeichnet den normalen Alterungsverlauf einer Arterie.

Atherosklerose mit th meint einen Schaden der inneren Gefäßwände als Zivilisationskrankheit. Kennzeichen ist eine kaum auffallende und über Jahre entwickelte Verengung der Gefäße mit Ab- oder Einlagerungen von »gehärteten« Fettsäuren, Bindegewebswucherungen durch Säureablagerungen, Kalk und Kollagen. Man spricht auch von Plaquebildung. Der Cholesterinanteil liegt interessanterweise nur bei einem Prozent. Doch dazu komme ich später.

Mit zunehmender Verengung muss das Herz mit erhöhtem Druck das Blut durch die Gefäße pressen, um die Organfunktionen aufrechtzuerhalten. So betrachtet, gibt es keinen Bluthochdruck. Jeder Mensch verfügt individuell exakt über den Blutdruck, der augenblicklich in der Situation zum Leben notwendig ist. Wachsende Plaque verursacht einen Engpass der Arterien und erschwert den Blutfluss. Dadurch werden andere Organe geschädigt. Die Gefahr besteht darin, dass sich Plaquepartikel im Gefäßsystem lösen können und kleine Gefäße verschließen. Im schlimmsten Fall führen Arterienverengungen oder Blutgerinnsel zum Verschluss *(Thrombose)* von Beinvenen, Herzkranz- oder Gehirngefäßen.

Schulmedizinisch überwiegen Behandlungen mit Medikamenten gegen Bluthochdruck und Bypass-Operationen, die bestenfalls die Symptome lindern. Ein Bypass ist ein Ersatzgefäß, welches den Blutstrom an der »Unfallstelle« bzw. an der Verstopfung vorbeileitet. Besser wäre es, eine Übersäuerung *(Azidose)* zu vermeiden, damit Ablagerungen erst gar nicht entstehen.

Herzinfarkt und Schlaganfall

»Der Mensch ist so alt wie seine Gefäße.« Am Zustand des Gefäßsystems kann man das biologische Alter ablesen. Dabei sind Sie vor Überraschungen nicht sicher. Es gibt Menschen, die unter diesen Gesichtspunkten nicht gesund sind, aber einen gesunden Umgang mit sich selbst pflegen. Und es gibt Menschen, die kerngesund sind, aber einen ungesunden Umgang mit sich selbst pflegen und früher sterben.

Ungeachtet dessen handelt es sich bei einem Herzinfarkt wie auch beim Schlaganfall um eine lokal angesiedelte Säurekatastrophe des Gewebes. Zusätzlich zu den verdichteten Blutzufuhrbahnen sind die Gewebebezirke der Organe Herz und Hirn besonders übersäuert. Der Körper ist in seinem Bestreben, den Blut-pH-Wert konstant zu halten, erschöpft. Eine Säureattacke bringt den Blutfluss plötzlich zum Stillstand. Es tritt eine Erythrozytenstarre ein, die zu einer Totalblockade der Blutversorgung des Herzens oder Gehirns führt.

Risikofaktoren für Herzinfarkt oder Schlaganfall
- Übergewicht durch Fehlernährung
- Harnsaure Kristallbildung in den Gefäßwänden durch tierisches Eiweiß
- Bewegungsmangel
- Rauchen
- Bluthochdruck
- Distress mit erhöhter Kortisolproduktion

Cholesterin und Herzerkrankungen

Die Cholesterin-Hysterie scheint etwas abgeklungen zu sein, doch schlägt sie sich in manchen Kaffeekränzchen-Runden immer noch beachtlich. Reformhäuser haben mit ihrer Werbung großen Anteil an der Angst vor erhöhten Cholesterinwerten. Neben Rauchen und hohem Blutdruck sollen erhöhte Blutfettwerte die Gefahr eines Herzinfarkts vergrößern. Cholesterin, ein lebenswichtiger Baustein der Zellen, Gallensäure und Hormone, bildet der Körper zu über 90 Prozent selbst. Eine Einteilung in cholesterinfreie und cholesterinreiche Lebensmittel, wie sie von einigen Nahrungsmittelherstellern gezielt vorgenommen und befürwortet wird, erübrigt sich meines Erachtens.

Normalerweise regulieren sich der Cholesterinspiegel und das Verhältnis von nützlichem HDL *(High-Density Lipoprotein)* und problematischem LDL *(Low-Density Lipoprotein)* selbständig. Deshalb dürfte es gar keine erhöhten Werte geben, weil jeder Mensch den Wert aufweist, den er zum Leben benötigt. Bei einer cholesterinreichen Ernährung reduziert der Körper seine Eigenproduktion. Cholesterin wird im Blut von Eiweißmolekülen transportiert, deren Verbindung eine unterschiedliche Dichte aufweist. Darum unterscheidet die Medizin zwischen niedriger und hoher Dichte der Eiweißkörper. Steigt der »schädliche« LDL-Wert, sinkt automatisch das HDL. Dieses »gute« Cholesterin nimmt die überschüssigen, schädlichen LDL-Moleküle auf und transportiert sie zur Leber, die sie abbaut. Gesättigte tierische Fette und pflanzliche Fette hingegen, die zu Trans-Fettsäuren verändert wurden, erhöhen beide Cholesterinarten – mit nachteiligen gesundheitlichen Folgen.

LDL-Cholesterin erhöht angeblich das Herzinfarktrisiko, gutes HDL-Cholesterin schützt die Gefäße. Viele Ärzte glauben, mit einer Senkung der Cholesterinwerte ließe sich die Herzinfarktquote verringern. Diese Ansicht gerät zunehmend ins Wanken. Auch bei Menschen mit niedrigen Cholesterinwerten ist Herzinfarkt die Haupttodesursache. Eine Beziehung zwischen hohen Blutfettwerten und plötzlichem Herztod gibt es also offenbar nicht. Ein Übermaß an ausschließlich hoch ungesättigten Ölen ist kontraproduktiv.

Wer hätte das gedacht? Ungesättigte Fettsäuren erhöhen die Bildung von freien Radikalen. Studien dazu belegen, dass in einer Versuchsgruppe mit cholesterinarmer Ernährung die Herzerkrankungen und tödlichen Herzinfarkte höher lagen als in einer Kontrollgruppe, die keine Rücksicht auf die Cholesterinzufuhr nahm.

Ernährungsempfehlungen in Bezug auf eine Cholesterinsenkung müssen neu überdacht werden, denn zu niedrige Werte mittels Medikamenten *(Statine)* schädigen Zell- und Gefäßwände. Cholesterin kittet Gewebsdefekte und hält die Blutbahnen geschmeidig. Es regelt den Stoffwechsel in und aus der Zelle, also intra- und extrazellulär, und schützt vor Viren und Bakterien. Es hat sogar entgiftende Eigenschaften bei Infekten.

Der Pharmaindustrie bringen Cholesterinsenker aber ordentlichen Profit. Wahrscheinlich ist das mit ein Grund, warum die Normwerte, die bei schädlichen Umweltgiften tendenziell gern nach oben korrigiert werden, in diesem Fall nach unten verschoben wurden. Statistisch gesehen, hat sich die Zahl der Personen mit »besorgniserregendem« Cholesterinspiegel auf wundersame Weise drastisch erhöht.

Was lehrt uns die Cholesterin-Debatte? *An apple a day keeps the doctor away!* Täglich ein Apfel leistet zur Regulierung der Blutfettwerte einen nachweisbaren positiven Beitrag. Genauso Nüsse, Knoblauch, Ingwer, Grüntee und die Speiseöle Sonnenblumen-, Weizenkeim-, Kürbiskern-, Sesam-, Oliven- und Sojaöl.

Generell gilt: Mit einer abwechselungsreichen, vollwertigen Mischkost liegen Sie immer richtig. In Maßen sind alle Lebensmittel erlaubt und Extreme in jeglicher Richtung mit Schattenseiten verbunden. Eine vorbeugende Empfehlung gegen Herz-Kreislauf-Erkrankungen gestaltet sich einfach: Leichtes Essen, Wasser und Kräutertees, ausreichende Bewegung und geregelte Entspannungs- und Ruhephasen bilden ein Paket, das nicht nur vor Herzinfarkt und Schlaganfall bewahrt, sondern sich als Gesundheitsvorsorge allgemein empfiehlt.

Diabetes mellitus

Diabetes mellitus (griechisch = honigsüßer Durchfluss) ist eine weit verbreitete Zivilisationskrankheit. Die Zahlen der diagnostizierten Diabetiker in Deutschland schwanken zwischen 6 und 7 Millionen. Prognosen zufolge soll sich die Volkskrankheit in den nächsten Jahren verdoppeln. Gestützt wird die alarmierende Annahme von einer hohen Dunkelziffer bisher nicht entdeckter Erkrankungen und von der hohen Zahl übergewichtiger Kinder unter zehn Jahren, von denen bereits 25 Prozent ein vorklinisches Stadium von Diabetes Typ 2 aufweisen. Die Gefährdeten befinden sich zurzeit in der Vorstufe von Diabetes, ohne dass sie es wissen.

Diabetes gibt es in zwei Formen, Typ 1 und Typ 2, wobei wir uns ausführlicher mit Letzterem befassen. Beide haben verschiedene Ursachen, führen aber zum gleichen Problem. Diabetes Typ 1 betrifft etwa 10 Prozent der Zuckerkranken. Ihr Körper produziert von Anfang an kein Insulin. Sie sind auf das Hormon angewiesen und müssen es täglich mehrmals spritzen. Die Ursache für einen insulinabhängigen Diabetes ist ein genetischer Defekt an den Insulin produzierenden B-Zellen *(Langerhansschen Drüsen)*. Die Ernährung der werdenden

Mutter und die Ernährung in den ersten Lebensmonaten des Kindes spielen bei dieser Autoimmunreaktion eine Rolle. Der junge Organismus zeigt sich mit allergieauslösenden Nahrungsmitteln wie Milch und Weizen überfordert. Das Immunsystem verwechselt seine eigenen Zellen mit feindlichen Zellen und greift sie an.

Beim Diabetes Typ 2 stellt die Bauchspeicheldrüse anfangs genügend Insulin her. Dieses Hormon benötigt der Körper, um Zucker (Energie) in die Zellen zu schleusen. Lässt die Insulinproduktion nach, steigt der Zuckerspiegel im Blut und die Energie kommt nicht in den Zellen an. Hohe Zuckerwerte schädigen die kleinen Blutgefäße in den Augen, Nerven und Nieren. Menschen mit Altersdiabetes haben weitere Krankheiten wie Sehstörungen, Durchblutungsstörungen, Nierenversagen, Schlaganfall und Herzinfarkt zu befürchten. Diabetes ist charakteristisch für das metabolische Syndrom, welches auch als »tödliches Quartett« bezeichnet wird. Das Quartett besteht aus Fettleibigkeit, Bluthochdruck, erhöhten Blutfettwerten und Insulinresistenz.

Zwischenmahlzeiten fördern Diabetes Typ 2

Durch eine zu kalorienreiche Ernährung und ständige Zwischenmahlzeiten wird die Bauchspeicheldrüse gezwungen, vermehrt Insulin bereitzustellen. Schließlich muss das Überangebot abgebaut werden. Insulin sorgt für eine Aufnahme des Zuckers in Muskeln und Gewebe. Ein Überangebot an Glukose im Blut kann die Bauchspeicheldrüse eine Zeitlang durch Produktionserhöhung mit dem Ziel ausgleichen, die Stoffwechsellage aufrechtzuerhalten. Ein ständig hoher Insulinspiegel führt dann zu einer Abschwächung des Hormons, und es entsteht eine Insulinresistenz, die als Stoffwechselkrankheit den Namen Diabetes Typ 2 trägt. Meiner Ansicht nach haben manche Ernährungsexperten mit ihrer

Empfehlung zu vielen kleinen Zwischenmahlzeiten Anteil an der Diabetes-Katastrophe, weil sie das Zusammenspiel von Zuckerwerten, Insulinausschüttung und Überforderung der Bauchspeicheldrüse nicht bedenken.
Die Rezeptoren der Zellen, die das Insulin normalerweise erkennen und sich öffnen, um den Zucker aufzunehmen, werden immun. Die Zellen wollen Energie, sind ganz nah dran, bekommen aber keinen Zugriff. Erste schleichende Anzeichen sind vermehrter Durst, Müdigkeit, Juckreiz, schlecht heilende Wunden und Brustschmerzen *(Angina pectoris)*. »Alterszucker« ist die direkte Konsequenz aus einem hohen Blutzuckerspiegel *(Hyperglykämie)*.

Mögliche Ursachen für Diabetes Typ 2
- Denaturierte Zivilisationskost mit zu hohem Zuckeranteil und Weißmehlprodukten
- Mangel an essenziellen Nährstoffen
- Übermäßiger Alkoholgenuss und koffeinhaltige Energy-Drinks
- Tabakgenuss
- Dauerstress (Kortisol erhöht den Blutzuckerspiegel)
- Bewegungsmangel

Diabetes-Folgeerkrankungen
Eine kohlenhydratreiche Ernährung ruft eine verstärkte Insulinbildung *(Hyperinsulinämie)* hervor. Hoher Blutzucker und hoher Insulinspiegel schaukeln sich gegenseitig hoch. Da die zu hohe Zuckerkonzentration nun länger im Blut verbleibt als sonst üblich, entstehen Gefäßschäden. »Diabetes-Zucker« hat eine andere molekulare Konsistenz. Er haftet an den Gefäßwänden und geht Verbindungen mit kollagenen Fasern ein. Daher sprechen Mediziner bei dieser Form der Verdichtung auch von einer Glykosierung der Zellmatrix. Arterien ver-

engen und verhärten sich und beeinträchtigen die Durchblutung der Herzkranzgefäße, die den Herzmuskel umschließen. Symptome sind Brustschmerzen und ein Engegefühl in der Brust.
Die ständig erhöhten Blutzuckerwerte verändern die ultrafeinen Blutbahnen der Netzhaut im Auge. Die Sehkraft wird immer schwächer. Im schlimmsten Fall droht Erblindung.
Durchblutungsstörungen betreffen bei Diabetikern häufig Füße und Beine. Banale Verletzungen und Wunden heilen nicht zu und entwickeln sich zu tiefen Hautgeschwüren *(Ulzerationen)*. Wenn das Gewebe desolat ist und abstirbt, droht eine Fußamputation. In Deutschland führt das diabetische Fußsyndrom zu etwa 40 000 Amputationen jedes Jahr.

Diabetes – ein Verkaufsschlager

Zwei Drittel unserer Kinder und Jugendlichen in Deutschland sind übergewichtig. Sie tragen bei der üblichen Zivilisationsernährung ein hohes Risiko, bereits in jungen Jahren durch eine degenerative Erkrankung ihr Leben zu beeinträchtigen. Die volkstümliche Bezeichnung »Alterszucker«, die ja verharmlosend von einigen Ärzten suggeriert: »Damit können Sie gut leben und alt werden«, oder: »Das bekommen Sie in Ihrem Alltag in den Griff«, betrifft nicht die Generation von fünfzig bis sechzig Jahren, sondern die im leistungsfähigsten Alter. Hier droht eine gesundheitliche und volkswirtschaftliche Katastrophe, die unsere Gesellschaft nicht nur finanziell außerordentlich belasten wird.

Die pharmazeutische Industrie hat sich auf das Geschäftsmodell Diabetes gut eingestellt und erwartet zu dem bisher schon lukrativen Geschäft einen gigantischen Markt. Die Wirksamkeit bisheriger Tabletten lässt mit der Zeit nach. Viele Medikamente führen zu Unterzuckerung, Übergewicht,

Magen-Darm-Problemen oder Leberschäden. Einige Wissenschaftler versprechen sich mehr von einer künstlichen Bauchspeicheldrüse, bestehend aus einem Sensor zur Messung des Blutzuckers und einer Pumpe zum Spritzen von Insulin. Der Gipfel der Entwicklung liegt in einer »Schutzimpfung«, die man bereits Babys verabreichen will. »Erfolge« versprechen auch Magenverkleinerungen bei stark übergewichtigen Patienten. Neben dem Verkauf von Insulin, das in biotechnischen Anlagen rund um die Uhr bei Pharmariesen produziert wird und zu den Verkaufsschlagern aller großen Pharmakonzerne zählt, lohnt sich das Geschäft mit Blutzuckermessgeräten und Teststreifen.

Ich weiß nicht, was auf dem Welt-Diabetikertag – der jedes Jahr am 14. November stattfindet, weil der Entdecker des Insulins, Sir Frederick Banting, an diesem Tag geboren wurde – an Aufklärung auf dem Programm steht. Ich weiß aber aus zahlreichen Patientenberichten, dass eine Entsäuerung der Gewebe und eine Säure-Basen-Regulation den Blutzuckerspiegel im Blut absenken und dadurch sogar wieder eine eigene Insulinproduktion möglich machen kann. Wenn die Langerhansschen Inseln, die die Hormone aus der Bauchspeicheldrüse direkt ins Blut geben, von Säuren verschlackt, verätzt oder verdichtet sind, kann durch die feinen Kanäle mit ihrem Minidurchmesser kein Insulin auf natürlichem Weg gespritzt werden. Die Verwertung des Insulins ist bei saurer Stoffwechsellage insgesamt deutlich schlechter als im leicht basischen Milieu.

Nierenschwäche (Niereninsuffizienz)

Auf die entscheidende Funktion der Nieren als Filterorgan im Säure-Basen-Haushalt habe ich bereits bei den Grundfunktionen der inneren Organe hingewiesen. Bei zunehmender Säurebelastung können die Nieren immer weniger an Ausscheidungsleistung erbringen. Bei meiner kurzen Beschreibung der Folgeerkrankungen von Diabetes mellitus habe ich die Schädigung der Nieren durch Zuckerkrankheit nicht vergessen. Nierenschwäche bzw. Niereninsuffizienz tritt bei der Hälfte aller Patienten als Folge von Diabetes auf. Bei der anderen Hälfte kann eine Zystenbildung in der Niere zu einer chronischen Entzündung der beiden bohnenförmigen Organe führen. Weiterhin können Bluthochdruck und die Einnahme von nierenschädigenden Medikamenten zu einer Dauerschädigung beitragen. Mit Schmerzmitteln wie Acetylsalizylsäure, Paracetamol, Ibuprofen und Diclofenac sollten Sie sehr vorsichtig sein. Der Spruch aus dem Volksmund »Das geht mir an die Nieren« deutet darauf hin, dass Nierenprobleme mit Konflikten, Inakzeptanz von Geschehnissen und Angst zusammenhängen können.

Betroffene merken lange nicht, dass ihre Nieren nur noch eingeschränkt arbeiten. Eine Schwächung der einen Niere wird durch gesteigerte Funktion der anderen Niere kompensiert. Anzeichen einer Nierenschwäche können geringes Wasserlassen, Wassereinlagerungen an den Knöcheln, geschwollene Augen am Morgen, dumpfe Kopfschmerzen, Schwäche und Müdigkeit sein. Im Verlauf der Erkrankung verringert sich die Urinmenge von ein bis zwei Litern auf unter 500 Milliliter am Tag bis zur Ausscheidungsblockade.
Die Unfähigkeit, harnpflichtige Substanzen auszuscheiden, vergiftet das Blut und verändert die Hautfarbe in Richtung bräunlich gelb. Der Urin ist stark konzentriert und riecht streng. Ausgeschiedenes Eiweiß zeigt sich in Form von Schaumbildung im ausgeschiedenen Harn. Dies ist ein sicheres Zeichen für eine Nierenschwäche. Zur Diagnose werden Blut und Harn auf ihre Zusammensetzung hin untersucht. Wenn das Blut nicht mehr ausreichend gefiltert wird, steigen

die Stoffe Kreatin und Harnstoff im Blut an. Je höher der Anteil dieser Stoffe, umso schwächer ist die Nierenfunktion.

Eine Nierenschwäche ist nur im Anfangsstadium erfolgreich behandelbar. Zu spät erkannt, lässt sich ein Voranschreiten der Nierenschwäche nur noch bremsen. Ein akutes Stadium bedeutet zwei- bis viermal wöchentlich eine maschinelle Blutreinigung in einer Dialyseabteilung einer Klinik. Das Gewebe der Nieren ist so zerstört, dass die Blutreinigung und Entgiftung nicht mehr ablaufen kann. Die fehlende Entgiftung schädigt den gesamten Organismus. Eine Wasserausscheidung und Reinigung des Blutes erfolgt dann regelmäßig durch Dialyse, die jedoch die Lebenserwartung herabsetzt.

Mediziner unterscheiden prärenales und postrenales Nierenversagen. In prärenalen Fällen können weitere Komplikationen wie Lungenödeme, Infektionen und Herzrhythmusstörungen verhütet werden. Bei postrenalem Versagen können Schädigungen durch Urinstau in den Nierenhohlräumen vorkommen. Fehlbildungen der Harnröhre oder eine nicht vollständig entleerte Blase verursachen den Stau und spülen Harn zurück.

So beugen Sie Nierenschäden vor
- Trinken Sie ausreichende Mengen Wasser und Kräutertees, die die Nieren gut durchspülen.
- Verzichten Sie auf süße und kalte Getränke.
- Achten Sie auf Ihren Säure-Basen-Haushalt.
- Halten Sie die Nierengegend warm und tragen Sie ein Unterhemd.
- Legen Sie sich einen warmen Wickel mit Kartoffel- oder Zwiebelscheiben an.
- Lassen Sie sich folgende Tinktur herstellen: 40 ml Goldruten, 30 ml Zinnkraut, 20 ml Brennnessel, 10 ml Kamille.

- Härten Sie sich mit Kneipp-Anwendungen ab.
- Bevorzugen Sie bei Blasen- und Harnwegsentzündungen (eine neue Zivilisationskrankheit) pflanzliche Medikamente.

Ausleitungssperre bei einem pH-Wert von 4,4

Eine gesunde Niere erkennt, welche Stoffe aus dem Blut ausgeschieden werden müssen, und bildet mit Wasser den Harn. Die Nieren sind in der Lage, saure und giftige Substanzen bis zu einem pH-Wert von < 4,4 auszuscheiden. Nach Aussage des Naturwissenschaftlers und Physikers Prof. Manfred von Ardenne (1907–1997) verbleiben Flüssigkeiten unter diesem pH-Grenzwert im Körper und lagern sich als überschüssige Säure im Bindegewebe ab *(Nierensperre)*. Nach seinen Forschungen werden starke Säuren in Neutralsalze umgewandelt und abgelagert. Die Ablagerungen erfolgen zuerst im Flomenfett der Nieren, danach in den Schleimhäuten und im Unterhautfettgewebe.

Nieren wollen immer gut durchgespült werden, um gelöste Schlacken, Gifte und Schwermetalle leichter ausscheiden zu können. Reichliches Trinken verdünnt die Säurekonzentration und senkt die Ausleitungssperre. Wenn innerhalb eines kurzen Zeitraums große Mengen Säuren gelöst werden, registrieren die Nieren eine zu hohe Säurekonzentration. Die Ausscheidung wird gestoppt, damit die empfindlichen Harnwege nicht durch die Säureeinwirkung beeinträchtigt werden.

Ein erfahrener Mediziner entdeckte eine Therapie

Wie wichtig es ist, bei chronischer Niereninsuffizienz den Säure-Basen-Haushalt in die Therapie mit einzubeziehen, soll nachfolgende Behandlung dokumentieren, die ein erfahrener Mediziner bis zu seiner Pensionierung praktizierte. Professor Dr. med. Klaus Friedrich Kopp, Facharzt für Innere

Medizin und Nephrologie (Facharzt für Nierenkrankheiten) am Klinikum rechts der Isar in München, entdeckte durch Zufall eine relativ einfache Möglichkeit, wie Patienten mit akutem Nierenversagen vor der Dialyse bewahrt werden können. Er wurde zu einem Patienten gerufen, der nach der chirurgischen Entfernung von Nierensteinen keinen Urin ausscheiden konnte. Die Nieren waren zu. In solchen Fällen wird ein Diuretikum (harntreibendes Mittel) verabreicht. Aber es wirkte nicht. Daraufhin infundierte er eine physikalische Kochsalzlösung, was die Lage noch verschlimmerte. Zur Stabilisierung des Patienten wurde eine Natriumbicarbonatlösung verabreicht. Wenn die Nieren nicht mehr arbeiten, werden Blut und Gewebe schnell sauer, deshalb wollte der Professor das Körpermilieu unbedingt wieder auf »normal« regulieren. Das war das Einzige, was er in dem Moment tun konnte.

Im Stillen hoffte er, dass sich auch die Nieren »freuen«, wenn die Blutwerte im Normalbereich liegen. Doch sie arbeiteten nicht. Trotz genauer Berechnung und richtigem Ansatz der Bicarbonat-Infusion machte er in der Hektik einen Fehler. Nach Abschluss der Infusion vergaß er, die Rollklemmen zurückzudrehen, so dass versehentlich mindestens 100 ml zu viel Bicarbonat nachlief. Die sofortige Blutanalyse ergab, dass der Patient einen zu hohen Basenspiegel im Blut hatte, einen Basen-Exzess. Der Facharzt steuerte sofort gegen und verabreichte dem Patienten eine angemessene Diuretika-Dosis, die plötzlich wirkte. Explosionsartig begannen die Nieren wieder auszuscheiden. Nach Prof. Dr. Kopp hat es der Körper in der Evolution offenbar gelernt, sofort zu reagieren, sobald das Blut über den Normalwert hinaus basisch wird. Dann öffnet er die Schleusentore der Nieren, um über den Urin die übermäßigen alkalischen Bestandteile loszuwerden. Das war bisher nicht als therapeutische Möglichkeit bekannt und wird so nicht gelehrt. Aus dieser Erfahrung entwickelte Prof. Dr. Kopp eine sichere Therapie und dokumentierte mehr als dreihundert Erfolgsfälle von Patienten, die bei Nierenversagen keine Dialyse benötigten. Aus seinen Studien zu dieser Behandlungsmethode, bestehend aus der erforderlichen Überdosis Natriumbicarbonat und der entsprechenden Dosis Diuretika, ergaben sich noch andere Anwendungsbereiche. Dies betrifft die Zurückdrängung von Osteoporose und die Normalisierung des Blutdrucks. Allein schon die mögliche Vermeidung der Dialyse und der damit verbundenen hohen Sterblichkeitsrate ist es wert, diese extrem »basische« Behandlung bekannt zu machen.

Rheuma – chronische Gewebe- und Gelenkazidose

Es ist nicht eindeutig geklärt, wie viele »Erkrankungen des rheumatischen Formenkreises« unter dem Sammelbegriff Rheuma zusammengefasst werden. Als ich im pharmazeutischen Großhandel und Apothekenbereich für Naturarzneimittel zuständig war, zählte man über 150 verschiedene rheumatische Erkrankungen. Heute soll es über 450 Rheumakrankheiten geben. Bei der Ursachenerforschung sind die Spreizungen ähnlich. Wegen der Vielfalt teilt man die Erkrankungen in Gruppen ein: entzündliche und degenerative Rheumaerkrankungen, Weichteilrheuma und rheumatische Erkrankungen durch Stoffwechselstörungen. Allen Erkrankungen gemeinsam sind Schmerzen und für meine Begriffe zumindest als Mitursache eine chronische Gewebeazidose.

Entzündliches Gelenkrheuma *(Arthritis)*
Rheumatische Arthritis (oder auch chronische Polyarthritis) tritt unter dem entzündlichen Rheuma am häufigsten auf und betrifft über die Hälfte aller Rheumaerkrankungen. Typisch ist die Morgensteifigkeit betroffener Gelenke über mindestens eine Stunde. Die klassischen Entzündungszeichen sind

Schmerzen, Überwärmung, Rötung, Schwellung und Funktionsbeeinträchtigung, beginnend in den Handgelenken sowie Fingergrund- und -mittelgelenken. Appetitlosigkeit, Gewichtsabnahme und starkes Schwitzen (Versuch der Säureausleitung über die Haut) begleiten diese Form des Rheumas. Fortgeschrittene Polyarthritis (griechisch = Viel-Gelenk-Entzündung) zeigt sich an ausgeprägten Kontrakturen und an starken Verformungen und Versteifungen der Finger- oder Fußgelenke. Selten treten Rheumaknoten auf. Die klassische Medizin geht von einer Autoimmunerkrankung aus, die in mehr oder weniger heftigen Schüben mit chronischen Schmerzen verläuft.

Eindeutig belegt ist der Einfluss von entzündungsfördernder Ernährung, die aus tierischen Lebensmitteln stammt. Der entzündungsfördernde Botenstoff Arachidonsäure findet sich in Fleisch- und Wurstwaren, Innereien, Eiern und Milch und Erzeugnissen aus Milch. Wer Obst und Gemüse isst, nimmt viele Antioxidanzien auf. Antioxidanzien fangen freie Radikale ab und schwächen Entzündungen. Vor allem Alpha-Linolensäure, wie sie in Leinöl, Walnuss- und Rapsöl vorkommt, hemmt den Aufbau von Entzündungen.
Von der Empfehlung, vermehrt Fisch mit Omega-3-Fettsäuren zu verzehren, halte ich weniger. In Erinnerung habe ich eine junge Frau, die mir nach einem Vortrag berichtete, dass sie ihre Arthritis samt Schmerzen während einer Fastenkur verloren habe. Das spricht für eine Entsäuerungskur, weil die im umliegenden Gewebe abgelagerte entzündliche Fettsäure abgebaut wird.

Degenerative Rheumaerkrankung *(Arthrose)*
Im Gegensatz zur Arthritis, bei der die Schmerzen einer Gelenkentzündung in einer Ruhe- und Nachtphase auftauchen,

schmerzen die Gelenke bei Arthrose in einer Bewegungsphase. Unter einer Arthrose versteht man eine verschleißbedingte oder altersbedingte Veränderung der Gelenke. Fehl- oder Überbelastungen der Gelenke können zur Arthrose führen. Die Medizin führt zudem genetische Gründe als Ursache an. Bekannt sind Ihnen bestimmt Kniegelenkarthrosen, Hüftgelenks- und Wirbelgelenkarthrosen.

Manchmal ist es selbst für Rheumaspezialisten (Rheumatologen) schwierig, eine Arthrose von einer Arthritis zu unterscheiden, wenn es phasenweise zu Schmerzen und Schwellungen vom entzündlichen Typ kommt. Diese Mischform kann eine aktivierende Arthrose sein, die sich zusätzlich entzündet. Eine Unterscheidung ist insofern wichtig, weil der Behandlungsansatz ein anderer ist. Im Gegensatz zu einer entzündlichen Gelenkschwellung wird bei Arthrose eine Behandlung mit Wärme als angenehm empfunden und lindert die Symptome. Intensive Wärmebestrahlung verschlimmert bei Entzündungen aber die Schmerzen. Klarheit verschafft ein Röntgenbild, welches den Grad der Gelenkabnutzung zeigt. Im Extremfall reibt direkt Knochen auf Knochen, und das Gelenk wird vollständig steif und unbeweglich.

Bemerkenswert finde ich, dass wir in Deutschland mehr Hüftgelenksoperationen vornehmen als in allen EU-Staaten zusammen (ca. 300 000). Der Tausch von Hüftgelenken ist heute eine Routineoperation, die gut dotiert ist. Es steht mir nicht zu, zu behaupten, Hüftoperationen seien generell nicht notwendig. Das hängt sicherlich vom Einzelfall ab. Mir sind ältere Personen bekannt, die beschwerdefrei und fantastisch mit einem künstlichen Gelenk leben. Bleibt zu hoffen, dass sie ein qualitativ gutes Produkt eingesetzt bekommen haben. Doch die stetige Steigerung der Operation darf stutzig machen. Das Gleiche gilt für Bandscheibenvorfälle mit anschließender Operation.

Auch hier sind die puffernden Scheiben der Wirbel quasi aufgebraucht, obwohl sie ursprünglich vorhanden waren. In der medikamentösen Therapie werden Schmerzmittel, Krankengymnastik und physikalische Therapien verordnet. Aus Sicht der Säure-Basen-Therapie bedeutet Arthrose eine Auffaserung der Knorpelschicht mit fortschreitendem Knorpelverlust durch Mineralstoffmangel bzw. zu geringe Pufferkapazität. Der Körper greift zwecks Säureneutralisation auf seine Gelenkknorpel zurück. Wie die Endsilbe »-ose« schon vermuten lässt, gehören Arthrose und Polyarthrose innerhalb der Gruppe der Zivilisationskrankheiten zu den Entmineralisierungskrankheiten.

Weichteilrheuma (Fibromyalgie)

Der Weichteilrheumatismus umfasst rheumatische Erkrankungen, bei denen nicht direkt die Gelenke, sondern Bindegewebe, Sehnen und Bänder betroffen sind. Fibromyalgie ist der häufigste Vertreter aus dieser Rheumagruppe, bei der Schmerzen im gesamten Bewegungsapparat vorkommen können. Übersetzt bedeutet Fibromyalgie »Muskel-Faser-Schmerz«. Die diffusen Schmerzen tauchen am ganzen Körper auf, Tag und Nacht, wechselhaft oder andauernd. Betroffene leiden an Müdigkeit, Erschöpfung, Kopfschmerzen, Migräne und unzähligen Einzelsymptomen. Dauerhafte Schmerzen beeinträchtigen die Psyche, weshalb psychische Beschwerden als Begleiter die Lebensqualität zusätzlich einschränken. Fibromyalgie kommt als Einzelerkrankung oder als Folgeerkrankung bei anderen rheumatischen Erkrankungen vor. Eine vernünftige Lösung hat die Schulmedizin nicht zu bieten. Als Selbsthilfemaßnahme hat sich Ausdauersport erwiesen, bei dem nicht die Leistung im Vordergrund steht. Da das Fibromyalgiesyndrom eine chronische Erkrankung des Unterhautgewebes und der sogenannten Weichteile ist, liegt eine Entsäuerung auf der Hand. Schließlich lagern sich vorzugsweise saure Valenzen, Schlacken- und Giftstoffe im Unterhautfettgewebe ab.

Wohlstandskrankheit Gicht *(Arthritis urica)*

Rheumatische Erkrankungen können typischerweise auf Stoffwechselstörungen zurückgehen und stehen mit der Ernährung in direktem Zusammenhang, wie z. B. die Harnsäuregicht und die Oxalsäuregicht. Gicht nimmt eine Sonderstellung bei den Erkrankungen des rheumatischen Formenkreises ein, weil sie eine Störung des Purinstoffwechsels ist. Überschüssige Säure aus der Nahrung löst eine heftige Krise aus. Harnsäure wird nicht mehr in ausreichendem Maß über die Nieren und den Darm ausgeschieden. Der Harnsäurespiegel im Blut ist ständig zu hoch. Der Säureüberschuss manifestiert sich in Form von harten Kristallen vorzugsweise im Gelenk der großen Zehe und wandert dann höher ins Kniegelenk. Bei Gelenkablagerungen heißt das Symptom auch *Arthritis urica*. Harnsaure kristalline Strukturen schädigen andere Gewebe und besonders die feinen Kapillaren der Herzkranzgefäße. Hier wird es dann wirklich gefährlich.

Der akute Gichtanfall ist gekennzeichnet durch starke Schmerzen im Gelenk, allgemeine Entzündungszeichen wie Fieber, vermehrte weiße Blutkörperchen im Blutbild und erhöhte Blutsenkungsgeschwindigkeit. Auslöser sind üppige Mahlzeiten, zu viel Fleisch und Alkohol. Sinkt die Harnsäurekonzentration *(Hyperurikämie)* nach einigen Tagen nicht unter einen bestimmten Wert, wird die Gicht chronisch. Ablagerungen in den Gelenken zerstören dann den Gelenkknorpel und verursachen Verformungen. Manchmal bilden sich Gichtknötchen außerhalb der Gelenke am Ohrläppchen, an Händen, Füßen und Ellenbogen.

Der Grund für die verminderte Harnsäureausscheidung kann eine Niereninsuffizienz sein. Andere Gründe, die zu einer vermehrten Harnsäurebildung beitragen, können eine Zytostatika- und Strahlentherapie bei Krebs sein. Bei dieser Therapieform fällt zusätzlich zu dem normalen Zellabbau, den der Körper ständig vornimmt, eine Harnsäurewelle an, die die Nieren in ihrer Kapazität überfordert.

Gicht ist das charakteristischste Zeichen einer überflüssigen Wohlstands- und Übersäuerungskrankheit. Sie lässt sich mühelos mit einer Ernährungsumstellung beseitigen. Generell senkt eine große Trinkmenge die Konzentration aller harnpflichtigen Substanzen und verhindert das Ausfällen von Kristallen. Deshalb sollten Sie mindestens 2,5 Liter Flüssigkeit kontinuierlich über den Tag verteilt trinken.

Osteoporose – Kompensation des Säureanfalls

Das menschliche Skelett besteht aus 206 Knochen. Sie bestehen hauptsächlich aus Kalzium, Schwefel und Silizium (Bindegewebe). Die Dichte unserer Knochen regelt unser Organismus durch das dynamische Gleichgewicht von Osteoblasten und Osteoklasten. Diese Zellen bauen Knochenzellen auf oder ab. Knochenbildende Osteoblasten benötigen mechanische und elektrische Impulse durch Bewegung, muskuläre Belastung und Bausteine aus der Ernährung, um das von den Osteoklasten abgebaute Knochengewebe wieder zu ersetzen. Kalzium spielt für ein gesundes Knochengerüst eine wichtige Rolle. Das Knochen-Bindegewebe ist die elastische Kittsubstanz. Osteoporose (Knochenschwund) beginnt lange vor ihrer Feststellung.

Studien bestätigen, dass ein chronischer Säureüberschuss mit negativem Einfluss auf den Säure-Basen-Haushalt Auswirkungen auf die Knochengesundheit haben kann. Danach wird angenommen, dass Knochenschwund entsteht, weil die Säuremenge, die durch die Verstoffwechselung einer üblichen westlichen Ernährung in den Blutkreislauf abgegeben wird, größer ist als die Menge an gleichzeitig freigesetzten Basen. Die Puffersysteme werden aufgezehrt, und der Organismus greift zur zwingend notwendigen Säureneutralisation auf seine Basenreserven in den Knochen zurück. Es kommt zu einer vermehrten biochemischen Kompensation des Säureanfalls durch Kalziumentzug aus der Knochenmatrix.

Osteoporose ist damit im Wesentlichen keine Östrogenmangelkrankheit, sondern ein Kalziummangel infolge einer Säureüberlastung. Ohne Zweifel steuern Östrogene den Knochenstoffwechsel. Sie verhindern, dass die Nieren das aufgenommene Kalzium vorzeitig über den Urin ausscheiden. Nur aus diesem Grund kann der sinkende Östrogenspiegel in den Wechseljahren den Kalziummangel verstärken.

Milch schwächt die Knochensubstanz

Nun wird immer noch zur Stärkung der Knochen das Trinken von viel Milch empfohlen. Milch enthält, so die Befürworter, eine hohe Konzentration Kalzium, welches die Knochen stärkt und vor Osteoporose schützen soll. Das ist vom Standpunkt der chemischen Formeln und der Kausalität plausibel, verstärkt aber leider den Knochenschwund. Der »verordnete« Milchkonsum bewirkt genau das Gegenteil. Kalzium aus der Milch kann der Organismus nicht aufnehmen, weil es durch seine Struktur (gebunden an Kasein) nicht verwertbar ist. Um Kalzium aus der Milch zu spalten und zu verstoffwechseln, benötigt er körpereigenes Kalzium. Dieses Kalzium setzt der Körper aus seiner Knochensubstanz frei, um den milchsauren Überschuss zu neutralisieren.

Entgegen diverser Werbekampagnen und der Milchlobby ist

Milch also ein Kalziumräuber. Sie baut die Knochenmatrix nicht auf, sondern ab! Interessant in diesem Zusammenhang ist die Feststellung, dass diese Zivilisationskrankheit überwiegend in westlichen Ländern mit einem hohen tierischen Eiweißverzehr auftritt. In Kulturen, in denen Milch als Nahrungsquelle kaum genutzt wird, ist Osteoporose so gut wie unbekannt. Asiaten, Schwarzafrikaner und indigene Völker erleiden nach Milchkonsum meistens Durchfall, Blähungen oder Darmkoliken. Ihnen fehlt das Enzym Laktase.

Natürliche Kalziumspender

Eine vitalstoffreiche und basisch orientierte Ernährung beeinflusst die Knochendichte schon im Jugendalter. Zur Prophylaxe wird nach wissenschaftlichen Erkenntnissen eine basenbildende und pflanzliche Kost, kombiniert mit regelmäßiger Bewegung an der frischen Luft, propagiert.

Maßnahmen für ein gutes Knochengerüst
- Kalziumreiche Lebensmittel: Brokkoli, Fenchel, Grünkohl, Nüsse, Mandeln, Hülsenfrüchte, Haferflocken, Bierhefe, Käse, Joghurt
- Silizium (Kieselsäure) in natürlich gebundener, aufgeschlossener Form, wie sie reichlich in Braunhirse vorkommt. Silizium ist zur Regulierung des Mineralstoffhaushaltes notwendig *(biologische Transmutation)* und ergänzt mit seiner Elastizität die Härte des Kalziums.
- Täglich Sonnenlicht zur Vitamin-D-Bildung und Kalziumaufnahme im Darm
- Magnesium zur Vitamin-D-Aktivierung und zur Verhinderung der Knochenübersäuerung

Übersäuerung – eine entscheidende Dimension bei Krebserkrankungen

Als ursächliche Faktoren für die Krebsentstehung gelten nach einhelliger Auffassung ionisierte Strahlen, chemische Stoffe, Viren und eine saure Stoffwechsellage. Zellveränderungen *(Mutationen)* finden ständig bei jedem Zellgenerationswechsel zigtausend Mal ohne Folgen statt. Von der ersten Mutation bis zum Krebs können Jahrzehnte vergehen. Zur Zellmutation muss zuvor auch eine Veränderung des Überwachungssystems kommen, ehe ein Karzinom entsteht. An dieser Stelle schlägt die Stunde des Immunsystems. Phagozyten (»Fresszellen«) erkennen die veränderten Zellen als fremd und vernichten sie.
Ein saurer pH-Wert ist jedoch der Feind der Abwehrkräfte. Die Funktion der Killerzellen, die bei der körpereigenen Krebsabwehr eingreifen, ist im sauren Milieu gehemmt. Ab der 14. Zellgeneration, dass entspricht ca. 1 Millimeter Größe, ist der Krebs stärker als die Immunabwehr. Diagnostisch sichtbar wird das Zellgebilde *(Tumor)* erst ab ca. 1 Zentimeter Größe und etwa 1 Gramm Gewicht. Tumorzellen teilen sich durch ständige Verdoppelung. Verlassen die Zellen ihren Zellverband, können sie Gefäßwände durchdringen und in andere Gewebe streuen *(metastasieren)*. Dies hängt von der Zelladhäsion, von dem Aneinanderhaften der Zellen in ihrem Verbund, ab.

Saures Zellmilieu führt zur Mutation

Der Biochemiker Dr. Otto Heinrich Warburg (1883–1970) entdeckte in seinen Forschungen, dass in der Zellchemie die Sauerstoffatmung durch einen Fermentations- bzw. Gärungsprozess von Zucker ersetzt wird. Warburg wurde für die Entdeckung der Zytochromoxidase und für die Beschreibung der Atmungskette und der Zellatmung mit dem Nobelpreis ausgezeichnet. Er meinte, dass durch die Umwandlung der Energiegewinnung von der Sauerstoffatmung der Zelle auf Milchsäuregärung Krebs entsteht. Die anaerobe Verbrennung *(Hypoxämie)* mit Anhäufung saurer Valenzen im Zellinneren und saures Milieu begünstigen die Mutation genetischer Informationen im Zellkern.

Eine einfache Erklärung liefert der japanische Makrobiologe Herman Aihara (1920–1998) in einem anderen Nachschlagewerk: *Acid and Alkaline*. Wenn der Zustand der extrazellulären Flüssigkeiten sauer wird, zeigen sich Symptome wie Müdigkeit, Immunschwäche usw. Wenn die Flüssigkeiten noch saurer werden, bekommen wir Krankheiten und Schmerzen. Unweigerlich lagern sich überschüssige saure Substanzen aus dem Blut in einigen Körperteilen ab, damit dieses seine basischen Eigenschaften behält. Hält dieser Zustand an, werden die Körperregionen noch saurer und einige Zellen sterben ab. Diese toten Zellen werden dann selbst zu Säuren. Einige Zellen jedoch können sich der neuen Umgebung anpassen. Mit anderen Worten, statt abzusterben wie normale Zellen in dieser Umgebung, werden einige Zellen zu abnormalen Zellen und überleben. Diese abnormalen Zellen nennen wir bösartige *(maligne)* Zellen. Maligne Zellen korrespondieren weder mit dem Nervensystem noch mit unserem eigenen DNA-Code. Deshalb wachsen maligne Zellen unendlich und ohne Ordnung. Der Krebs nimmt seinen Verlauf.

Krebszellen passen sich dem sauren Milieu an

Bisher habe ich im Bezug auf das Säure-Basen-Gleichgewicht auf die Bedeutung des Zwischenzellraumes außerhalb der Zellen hingewiesen. Bei der Zivilisationskrankheit Krebs in ihren zahlreichen Varianten geht es um den Stoffwechsel innerhalb der Zelle. Jede Zelle hat ihren eigenen Stoffwechsel, der durch das Zusammenwirken aller Zellen den Gesamtorganismus ausmacht. So gibt es innerhalb der Zelle *(intrazellulärer Raum)*, also in der Zellflüssigkeit, auch ein Säure-Basen-Gleichgewicht. Zwischen dem extrazellulären und intrazellulären Raum befindet sich eine Zellwand *(Membran)*, die Stoffe hinein- und herauslässt. Die Zellwände weisen eine negative elektrische Ladung auf, der Zellkern hingegen hat eine positive. Innerhalb der Zelle befinden sich die basischen Salze Magnesium und Kalium, außerhalb befindet sich Natrium. Wie Sie wissen, liegen innerhalb der Zelle die Mitochondrien, unsere Energiekraftwerke. Sie sind die Atmungsorgane der Zelle und enthalten das Atmungsferment Zytochromoxidase.

Bei intrazellulären Reaktionen entstehen saure Abfälle, die durch die Zellmembran, durch den extrazellulären Bereich und von dort durch das Zwischenzellgewebe/Bindegewebe abgeführt werden müssen. Nun können Sie sich sicher gut vorstellen, was passiert, wenn durch eine bereits bestehende Übersäuerung im extrazellulären Bereich Säuren aus dem Zellstoffwechsel nicht mehr aufgenommen werden können. Oder wenn in den Zellen keine Sauerstoffverbrennung stattfindet, weil die Pufferkapazität des Blutes erschöpft ist, obwohl basische pH-Werte gemessen werden. Wie ich Ihnen bereits schilderte, sind die pK-Werte ausschlaggebend. Und die dritte Möglichkeit, warum Säuren sich im Zellkern stauen können, liegt an einem übersäuerten, verschlackten und verhärteten Bindegewebe, das undurchlässiger wird. Ebenjener Zwischenzellbereich, den Pischinger als »Verdichtung der extrazellulären Matrix« bezeichnet und den dieses Buch thematisiert.

Ich will darauf hinweisen, warum mich der Zustand, das Milieu, in diesem Bereich wesentlich mehr interessiert als der intrazelluläre Bereich. Wie will die Schulmedizin im Zellinneren etwas bewirken, wenn Wirkstoffe wegen der Verdichtung bzw. Durchlässigkeit *(Permeabilität)* gar nicht im Zellkern ankommen können? Wie will man Gesundheit erreichen, wenn aus dem gleichen Grund Giftstoffe eingekesselt sind? Der Zellstoffwechsel versagt. Sauerstoffatmung wird durch Milchsäuregärung ersetzt. Die Zelle kann gar nicht anders, sie muss sich als Tumorzelle den Gegebenheiten anpassen. Sie ist in dem Sinn nicht »bösartig« veranlagt. Die intrazelluläre Übersäuerung wird von den Nieren nicht erkannt. Sie hat mit der Umwandlung und Ausscheidung extrazellulärer Säuren genug zu tun. Für mich ist die Entsäuerung im Bindegewebe der erste Schritt, weil dann der Zellstoffwechsel intra- und extrazellulär als Stoffaustausch wieder selbständig arbeitet. Dieses Prinzip meint die Grundregulation des Säure-Basen-Haushalts.

Überalkalisiertes Blut bei Krebs?

Ein übersäuerter Körper befindet sich in maximaler Reaktionsstarre und Immundepression. Vorsichtig formuliert, ist die Übersäuerung zumindest eine der Voraussetzungen und ein Vorstadium dieser Krankheit. Verwirrung stiftet aus renommierten Fachkreisen die Rede von einer Alkalose des Krebskranken. Dabei wird immer nur vom pH-Wert des Blutes ausgegangen, der sich in der Tat stärker auf der basischen Seite erhöht.

Ein falsch verstandener Regelmechanismus im Körper trägt dazu bei, dass nicht eine Übersäuerung *(Azidose)* Krebs begünstigt, sondern ein Basenüberschuss *(Alkalose)*. Wie kommt es zu diesem Widerspruch, und welche wissenschaftliche Erklärung gibt es dafür, dass bei Krebspatienten der Blut-pH-Wert mit > pH 7,5 bis maximal pH 7,8 deutlich über dem Normalwert pH 7,35 hinausgeht?

Im Zusammenhang zwischen beiden Formen der Übersäuerung, intra- und extrazellulär, lässt sich etwas »Verrücktes« feststellen: Je stärker eine intrazelluläre Übersäuerung, desto basischer die pH-Werte im Blut. Unzählige Messungen von

Spezialisten wie Dr. med. Michael Worlitschek oder die Forschungen des Krebsspezialisten Dr. Paul Gerhard Seeger bestätigen diese Regel bei Krebspatienten: Durch die Störung der Permeabilität gelangt aus dem Blut Natrium in die Zelle. Gleichzeitig verlassen basisches Magnesium und Kalium die Zelle und gehen ins Blut über. Daher resultieren die unnatürlich hohen basischen Werte im Blut, was zu der irrigen Annahme führt, die Alkalose sei Ausgangspunkt der Zellmutation oder ein Indiz für eine insgesamt abnehmende Übersäuerung. Ein fataler, verhängnisvoller Fehler. Demzufolge verschiebt sich auch die elektrische Ladung von einem leicht negativen Potenzial in den positiven Bereich. Diese Potenzialänderung erschwert zusätzlich den Stoffaustausch und verschlimmert die Erkrankung.

Krebs aus energetischer Sicht

Nach Aussage des Physikers Max Planck (1858–1947) gibt es keine Materie an sich. Materie entsteht und besteht nur durch die Kraft, welche die Atomteilchen in Schwingung bringt und sie zu winzigen Sonnensystemen des Atoms zusammenhält. Diese Frequenzen sind bei Krebskranken verändert. Krebs ist Ausgleich (Kompensation) von physischem Energieverlust durch Materie in Form von Wucherung. Wir können dies im Wald an einigen Bäumen studieren. Manche Baumstämme fallen durch große Wucherungen auf. Man vermutet, dass solche Bäume einen Energieverlust durch Wasseradern oder Erdstrahlen erleiden. Diese Defizit wird genau in dem Maß, wie das Verlustgeschehen wirkt, ausgeglichen. Beim Menschen münden Energieverluste in chemisch saure Reaktionen des Organismus.
Vergleichbar ist diese These mit Aussagen des umstrittenen Arztes Dr. Ryke Gerd Hamer, der für die Entstehung von

Krebs einschneidende seelische Ereignisse verantwortlich macht. Das psychische Energiedefizit liegt demnach in Konflikten, Isolation und Resignation begründet. Krebs ist nichts anderes als die Bildung von Materie an den körperlichen Stellen des geringsten Widerstandes im gleichen Verhältnis des erlittenen Energieverlustes. Bei beiden Verlusten – physisch und psychisch – richtet sich das Wachstum des Tumors nach dem schleichenden oder schnell eintretenden Energieverlust. Das subjektive Empfinden der Dramaturgie spielt dabei eine besondere Rolle.

Als weiteren energetischen Denkanstoß ohne wissenschaftliche Verifizierung führe ich in diesem Kapitel an, dass der Träger der Erbinformation, die Doppelhelix, die Lebensspirale, rechtsdrehend dargestellt wird. Krebszellen wachsen nur dann, wenn sie von linksdrehenden Flüssigkeiten umspült werden. Zellkerne kranker Gewebe befinden sich immer im Linksdrall. Aus der alternativen Krebsdiagnostik und Therapie stammt deshalb die Empfehlung, rechtsdrehende Milchsäure, rechtsdrehenden milchsauer vergorenen Rote-Bete-Saft, Sauerkrautsaft oder Brottrunk zu trinken.

Die Frequenz +22,5 steuert die Zellerneuerung rechts polarisiert und kontinuierlich. Dinkel, Kombucha und Mandeln verfügen über diese Frequenz, während die Frequenz -22,5 die Zellerneuerung stört und links polarisiert und Überreaktionen hervorruft. Die Minusfrequenz -22,5 ist kanzerogen.

Ähnliches entdeckte Dr. Johanna Budwig (1908–2003) mit ihrer Öl-Eiweiß-Kost. Budwig stellte fest, dass die ungesättigten Fettsäuren im Leinöl elektrisch negativ geladen sind *(Omega-3-Fettsäuren)*. Diese Elektronen verbinden sich mit positiv geladenen Eiweißmolekülen, wie sie im Quark vorkommen. Es entstehen hochwertige Lipoproteine, die in die Zellen eindringen und »Licht ins Dunkel« bringen. Die Kombination aus Linol- und Linolensäure mit schwefelhaltigen Verbindungen erlaubt es dem Körper, Elektronen aufzunehmen, zu lagern und bei Bedarf abzugeben. Frau Dr. Budwig gebührt die Ehre, den Faktor *(Elektronen-Differenzierungs-Öl)* gefunden zu haben, der in der Lage ist, wieder Sauerstoff in die anaerob lebenden Krebszellen zu bringen.

Hochwertige pflanzliche Elektronenakzeptoren als Alternative finden Sie in:
- rechtsdrehende L(+)-Milchsäure in Joghurt, Rote-Bete- und Sauerkrautsaft
- Flavone in Eukalyptus- und Bärentraubenblättern, Beinwell und Stiefmütterchen
- Heidelbeeren und Holunder
- Petroleum und Germanium

Lassen Sie mich zum Schluss dieses »energetischen« Abschnitts anfügen: Krebs ist mit Sicherheit – neben anderen bekannten und unbekannten Ursachen – auch ein energetisches Problem. Vermeiden Sie alles, was Ihnen Energie raubt. Zu den großen Energieräubern, die Sie ganz bestimmt kennen, müssen Sie in Ihrem Leben Abstand gewinnen oder sich entsprechend schützen.

Ernährung, Entgiftung, Energie

Erwarten Sie von mir keine festen Ernährungsregeln »gegen Krebs«. Ich habe Menschen kennengelernt, die sehr auf ihre Ernährung achteten und trotzdem an Krebs gestorben sind. Eine spezielle Empfehlung mit Garantie kann niemand geben. Ich hoffe allerdings, dass die Notwendigkeit einer Korrektur des Säure-Basen-Haushalts und die Parameter Ernährung, Entgiftung, Energie als Prävention und für ein Gesamttherapiekonzept deutlich geworden sind.

Kapitel 7

Methoden der Entsäuerung

Die WHO *(Weltgesundheitsorganisation)* hat vor mehr als dreißig Jahren bekanntgegeben, dass ca. 80 Prozent aller chronischen Erkrankungen im Zusammenhang mit Umweltbelastungen stehen. Entgiftungsmaßnahmen und -methoden sind nicht Gegenstand der schulmedizinischen Ausbildung. Ausleitende Verfahren aus dem Mittelalter werden als Unfug und unwissenschaftlich abgetan. Einem belasteten Körper wird mit anorganischen Medikamenten noch mehr Gift zugeführt. Die Gefahren tarnen sich geruchs- und geschmacksneutral. Wir merken zunächst nichts. Erst nach Jahren kommen schleichende Vergiftungen in Form von weiteren Krankheiten oder Energieverlust ans Tageslicht.

Das Krankenpflegesystem ist zu einem Wirtschaftszweig geworden. Die ständig neuen Gesundheitsreformen erfüllen nur den Zweck, am Symptom Finanzierung mit regelmäßigen Beitragserhöhungen herumzudoktern, ohne ursächlich und mit Ernsthaftigkeit eine »gesunde Gesellschaft« anzustreben. Dieses System haben viele Menschen verstanden und durchschaut. Sie interessieren sich aus Eigeninitiative zunehmend für die wirklichen Möglichkeiten einer Gesunderhaltung anstatt für die Pflege von Krankheiten. Diese Gruppe mit einem »gesunden Menschenverstand« weiß um die Ordnung und Organisation in der Natur und achtet deren Gesetzmäßigkeiten. Eine ausgeglichene Säure-Basen-Regulation und regelmäßige Entsäuerung bilden das Basisprogramm für immer mehr Anhänger, ich möchte fast von Fans schreiben. Durch verschiedene Ausleitungsverfahren lassen sich Ablagerungen aus dem »kolloidalen Strombett der Säfte« (kolloidal: feste Teilchen in einer Flüssigkeit) und dem Zentralorgan Bindegewebe wieder lösen.

Wasser ist die preiswerteste Medizin

Zwei Drittel der Erde bestehen aus Wasser, aber nur bei 0,3 Prozent des Vorkommens handelt es sich um Trinkwasser. Mehr als 1,2 Milliarden Menschen haben keinen Zugang zu Trinkwasser. In Deutschland gibt es 660 amtlich registrierte Quellen. Über 200 Unternehmen handeln mit ca. 600 Wassermarken. Das am strengsten kontrollierte Lebensmittel wird vom Gesetzgeber in verschiedene Kategorien eingeteilt. Eine Bezeichnung als Heilwasser kennzeichnet Wasser als Arzneimittel. Dazu sind wissenschaftliche Gutachten, Studien und eine Zulassung erforderlich. Natürliches Mineralwasser wird amtlich überwacht und muss eine Mindestmenge an Mineralien enthalten. Es darf nur direkt an der Quelle abgefüllt werden. Tafelwasser steht in der Hierarchie unten, weil es aus verschiedenen Sorten und mit Leitungswasser gemischt werden darf. Leitungswasser wird jedoch ebenfalls ständig von den Wasserbehörden kontrolliert. Qualitativ kann dieses Wasser besser sein als viele abgefüllte, teure Mineralwässer.

Eine besondere Stellung nehmen energetisch aufbereitete Wassersorten ein. Unzählige Hersteller bieten für den Hausgebrauch verschiedene Methoden und Geräte an, die dem Wasser seine ursprüngliche Struktur zurückgeben sollen. Diese geht bei der chemischen Aufbereitung, Reinigung und auf dem Weg durch die Leitungen verloren. Bekannt sind Osmose-, Grander-, Levitations-, Gravitations-, Edelstein- und Elektrolyse-Basenwasser. Ich begebe mich nicht auf dieses Feld und spreche keine Empfehlung aus, wenn es darum geht, eine teure Installation oder Geräte anzuschaffen. Wasser ist nicht gleich Wasser, das ist keine Frage. Wasser verfügt über eine Feinstofflichkeit, ein Schwingungsmuster und Cluster, das steht auch außer Frage.

Wasser verdünnt Säurekonzentrationen

Fehlt dem Organismus Wasser, fließen Stoffwechselsubstanzen nicht ab. Die Trinkmenge entscheidet über die Konzentration von Säuren, Verdünnung der Säuren, das Lösen von Ablagerungen, den Nährstofftransport und Sauerstoff in den Zellen. Der gesamte Stoffaustausch bei Mensch, Tier und Pflanze, jede Informationsübertragung, jede zelluläre Aktivität geschieht über Wasser. Bei einem Körpergewicht von 60 Kilogramm entfallen ca. 42 Liter auf Wasser.

Unser Körper benötigt reines, klares, aufnahmefähiges Wasser. Je »leichter« das Wasser, umso besser dient das flüssige Nass als Transportmittel und zur Entschlackung. Besonders leicht ist ein ayurvedisches Wasser *(Indischer Champagner),* das zehn Minuten abgekocht und körperwarm getrunken wird. Es nimmt ein Vielfaches an Schlackenstoffen auf und leitet sie aus.

Was ist unter »lebendigem« Wasser zu verstehen? Die Lebendigkeit von Wasser wird am besten an einer frischen Bergquelle deutlich. Das Wasser sprudelt aus eigener Kraft (artesisch: ohne Druck) aus dem Boden. Es plätschert und tanzt über Stock und Stein, und man hat das Gefühl, die Moleküle erfreuen sich am Rauschen. Lebendiges Wasser soll einen reichen Informationsgehalt haben. Andere erklären die Lebendigkeit mit der Energie eines Wassers, die sich mit der Anzahl negativ geladener Teilchen messen lässt.

Unser Wasserkraftwerk

Der gesamte Zellhaushalt wird von Ionentransportsystemen aufrechterhalten, zu denen Membranproteine gehören. Eines der wichtigsten Transportsysteme ist die Osmose Natrium-Wasserstoff-Pumpe, die den Säuregehalt innerhalb der Zelle reguliert. Die Kalium-Natrium-Pumpe erzeugt hydroelektrische Energie und funktioniert wie ein Dynamo am Fahrrad oder eine Batterie. Das Prinzip Osmose ist die Antriebskraft. Hindurchfließendes Wasser lässt diese Pumpen rotieren. Dadurch, dass ständig Natriumionen aus der Zelle hinaus- *(intrazellulär)* und Kaliumionen in die Zelle hineingepumpt werden *(extrazellulär)*, entsteht ein Konzentrationsgefälle. In den Körperzellen synthetisiert dieses System gleichzeitig ATP *(Adenosintriphosphat)*. So wird Energie erzeugt. In den Nervenzellen dient dieser Vorgang der Reizleitung. Wasser ist also die Hauptkraftquelle für die Energiegewinnung des Körpers.

Hartes oder weiches Wasser?

Hartes Wasser enthält einen höheren Anteil an Kalzium- und Magnesiumsalzen, also Kalkanteil. Wasserhärte führt bei Kaffee-, Wasch- und Spülmaschinen zur Verkalkung der Geräte. Die Wasserhärte kann medizinisch von Bedeutung sein. Englischen Forschern gelang es, die Neurodermitis-Rate zu senken, indem sie die Haushalte mit weichem Wasser versorgten. Dafür wurde in Gegenden mit weichem Wasser eine überdurchschnittlich hohe Herzinfarktquote ermittelt. Weiches Wasser enthält weniger Magnesium, welches für Blutgefäße und Herzmuskel förderlich ist.

Hat Wasser ein Gedächtnis?

Verschiedene Wissenschaftler haben festgestellt, dass Wasser eine Art Gedächtnis besitzt. Oberflächenspannung und strukturelle Aktivitäten verändern sich, wenn man Wasser einem magnetischen oder elektrischen Feld aussetzt. Beispielsweise bilden sich bei der Musik *(Frequenz)* von Beethoven, Mozart, Vivaldi andere kristalline Strukturen als bei der Musikfrequenz von Pink Floyd, Sex Pistols, Rolling Stones.

Der Japaner Masuru Emoto beharrt allen wissenschaftlichen Angriffen zum Trotz auf seiner Botschaft des Wassers. Er fotografierte gefrierende Wasserkristalle und traute ihnen moralische Urteilskraft zu. Der französische Immunologe Jacques Benveniste (1935–2004) entdeckte, dass mit Wasser verdünnte Flüssigkeiten selbst dann noch auf Blutkörperchen wirken, wenn kein einziges Wirkstoffmolekül mehr in ihnen nachweisbar ist. Diese These wird seit 1988 auch in der Medizin heftig diskutiert.

Bei aller Skepsis um den Kult »belebtes Wasser« bleibt die Gemeinsamkeit, auf die sich Wissenschaftler und Wassermystiker einigen können: Wasser kann sehr viel mehr, als man zunächst vermutet.

Basische Ernährung

Über die »richtige« Ernährung wird je nach wissenschaftlichem Standpunkt und »neuesten« Erkenntnissen sehr viel Widersprüchliches geschrieben. Unstrittig ist jedenfalls: Gesundheit, Schönheit und Vitalität können nur erhalten werden, wenn die Säure-Basen-Bilanz stimmt. Im Bereich Ernährung geht es darum, dass dem Körper gerade in der heutigen Zeit mehr Basen zugeführt werden. Die meisten Menschen ernähren sich zu ungefähr 80 Prozent säurelastig und nur zu 20 Prozent basenüberschüssig. Vor einem halben Jahrhundert war das Verhältnis umgekehrt. Basenspender wurden aus dem eigenen Garten geerntet. Säuernde Genussmittel standen eher selten auf dem Speiseplan. Basenbildende Lebensmittel führen während der körpereigenen Oxidationsprozesse zu keiner Säurebildung, während säurebildende Nahrung im Verlauf des Verdauungsprozesses und der Verarbeitung innerhalb der Zellen zu sauren Substanzen wird.

Basenbildende Lebensmittel werden besser aufgeschlossen,

und ihre Brennwerte in kcal sind niedriger. Ohne Radikalmaßnahmen schmelzen die Säuredepots dahin. Der Stoffwechsel verbessert sich. Fett und Eiweiß werden zunehmend leichter abgebaut. Ein weiterer Vorteil der Umstellung liegt darin, alte und ungesunde Angewohnheiten abzulegen, ohne dabei fanatisch irgendeiner Ideologie anzuhängen.

Wirkung auf den Körper bei basischer Lage
- Blutdruck sinkt
- Atmung beruhigt
- Blutzucker niedrig
- Stoffwechsel verlangsamt
- Entzündungen selten
- Lymphgewebe verringert
- Leistungsfähigkeit kraftvoll
- Stimmung fröhlich
- Schlaf tief und ruhig
- Sonnenlicht unempfindlich
- Nervensystem Parasympathikus

Basen lassen Pfunde purzeln

Allein mit einer Ernährungsumstellung auf basenbildende Kost purzeln Pfunde ohne Anstrengung oder sinnlose Diät. Dabei ist alles erlaubt, was der Körper basisch verstoffwechselt. Die Kunst besteht bekanntlich im Weglassen. Durch den Verzicht auf Kaffee, Fleisch, Süßigkeiten usw. fallen zur Gewohnheit gewordene Belastungen des Organismus weg. Der Stoffwechsel arbeitet auf Normalflamme weiter, ohne zu hungern. Die logische Folge sind Entgiftung der Bindegewebsflüssigkeiten und langsamer, aber dafür lang anhaltender und kontinuierlicher Gewichtsverlust bei Übergewicht. Ohne Anstrengung verlieren Übergewichtige zwar gerade mal 300 bis

500 Gramm pro Woche. Die verlorenen Pfunde aus Depotfett und Schlackenstoffe verabschieden sich dafür aber endgültig, denn der Jo-Jo-Effekt bleibt aus. Zusätzlich ist der kosmetische Effekt auf das Hautbild eine positive Überraschung.

Salate aller Art, Kopf- und Feldsalate

Artischocken, Auberginen, Bambussprossen, Bohnen, Blumenkohl, Brokkoli, Chicorée, Champignons, Dillgurken, Endivien, Erbsen, Gurken, Grünkohl, Karotten, Kresse, Kürbis, Kartoffeln, Kohlrabi, Lauch, Löwenzahn, Mais, Mangold, Paprika, Porree, Pfifferlinge, Radieschen, Rosenkohl, Rot- und Weißkraut, Rote Bete, Sauerkraut, Spargel, Spinat, Schwarzwurzel, Sellerie, Steinpilze, Tomaten, Topinambur, Wirsing, Zucchini

Obst, Trockenobst, süße Früchte

Apfelsinen, Aprikosen, Bananen, Feigen, Grapefruits, Hagebutten, Honigmelonen, Kirschen, Mandarinen, Mirabellen, Nektarinen, Pfirsiche, Pflaumen, Quitten, Sanddorn, Zitronen

Zum Süßen

Bienenhonig, Apfelkraut, Ahornsirup, Rübenkraut

Neutrale Lebensmittel

Sie verhalten sich so, dass sie weder Säuren noch Basen hinterlassen. Sie »verstoffwechseln« sich selbst und halten so eine Balance zwischen beiden. Hierzu gehören: Ananas, Äpfel, Birnen, Erdbeeren, Johannisbeeren, Preiselbeeren, Gerste, Hirse, Graupen, Grieß, Haferflocken, Haselnüsse, Mandeln, Datteln, Bier, Vollkorngetreideprodukte, Knäckebrot, Grahambrot, Linsen, Reis, Nudeln, Weichkäse (Brie, Camembert, Frischkäse), Quark, Rohmilch, Schafskäse, Molke, Joghurt, süße Sahne, Butter, Ziegenkäse

Schritte einer basischen Ernährung
- Bewusstsein für Lebensmittel und Qualität
- Inventur im Kühlschrank und Vorratsraum
- Verzicht auf Säurebildner
- Einfach im Alltag zu integrieren
- Kein Hungerschieben
- Kein Kalorienzählen

Ist Bio besser?

Bevorzugen Sie Lebensmittel aus kontrolliert biologischem Anbau, denn die Fakten sprechen für sich. Ihr Körper muss sich mit weniger Chemikalien auseinandersetzen, und Sie verringern das Risiko, gegen Medikamente resistente Bakterien zu sich zu nehmen. Bio-Lebensmittel enthalten in der Regel mehr Mineralstoffe, Vitamine und sekundäre Pflanzenstoffe und weisen eine niedrigere Schwermetallbelastung und geringere Pestizidrückstände auf. Nachweisbar sind ein höherer Trockenmassegehalt und eine günstigere Biophotonen-Emission. Lebensmittel aus kontrolliert biologischem Anbau verwöhnen den Gaumen und vermitteln ein besseres Sättigungsgefühl als konventionelle, denaturierte Nahrungsmittel. Diesen Lebensmitteln wird nicht nur das Beste entzogen, was die Natur ihnen gegeben hat, sondern sie holen sich das Verlorene aus Ihrem Körper zurück. Sie streben nach dem, was sie ursprünglich hatten.

Früchte, die bis zum höchsten Grad in der Sonne ausgereift sind, tragen lebenswichtige Lichtkräfte (Biophotonen) mitsamt ihren Vitaminen, Enzymen, Mineralstoffen und Edelmetallen in unseren Körper. Pflanzliche Nahrung bietet mehr Vorteile als nur materielle Stoffe. Sie strahlt Zellinformationen aus. Diese sollten nicht durch chemische Behandlung oder Bestrahlung zerstört werden.

Es werde Licht!

Nach Professor Fritz-Albert Popp haben Bio-Lebensmittel die Fähigkeit, Licht zu speichern und wieder abzugeben. Eben durch dieses Licht werden Energie und Informationen transportiert. Was sich in unseren Zellen aufbaut, umbaut und abbaut, muss gesteuert werden. An dieser Steuerung sind Photonen *(Lichtquanten)* maßgeblich beteiligt. Die Biophotonen-Energie bzw. die emittierte Lichtstrahlung nach Prof. Popp lässt sich messen. Wie Baumblätter einander Informationen zusenden, schicken menschliche Zellen einander Lichtbotschaften zu.

Die angebotene vorgefertigte Industrienahrung enthält keine hochwertige Lichtnahrung, was eine Ursache für den sprunghaften Anstieg von Lebensmittelallergien sein kann. Unter diesem Aspekt sollte die persönliche Lebensführung einer kritischen Überprüfung unterzogen werden. Leider geschieht dies erst dann, wenn störende Einflüsse und ein Mangel an Lichtenergie ihre Wirkung zeigen und wir demzufolge erkranken.

Basische Lebensmittel oder Nahrungsergänzungsmittel?

Qualitativ hervorragende Lebensmittel sind meistens der Flut an unüberschaubaren Nahrungsergänzungsmitteln überlegen. Ich halte das Angebot der Nahrungsergänzungsmittel für größtenteils dubios und überflüssig. Oftmals sind ein bestimmtes Marketing-Image oder preiswert verfügbare Nährstoffmischungen die bestimmenden Marktfaktoren. Eine Einnahme von Vitaminen, Mineralien und Spurenelementen in Form von Kapseln und Pillen ist fast immer die schlechtere Alternative. In der Grauzone tummeln sich abenteuerliche Substanzen und nicht selten abenteuerliche Versprechungen zu abenteuerlichen Preisen. Ob nun die Einnahme von Nahrungsergänzungsmitteln gut oder schlecht ist, kann ich pauschal nicht beantworten. Manchmal kann ich eine gezielte Einnahme über einen gewissen Zeitraum befürworten, wenn es den Organismus unterstützt. Im Allgemeinen glaube ich aber, dass eine auf die individuellen Bedürfnisse abgestimmte basische Vollwerternährung alle nötigen Substanzen in ausreichender Menge liefert.

Eine vernünftige vollwertige Ernährung ist durch nichts zu ersetzen. Die Natur hat den Vorteil, dass die Nährwerte in der organischen Struktur der Pflanze gebunden sind. Es ist belegt, dass Nährstoffe in ihrem natürlichen Verbund wirkungsvoller sind als in Form synthetisch hergestellter Einzelsubstanzen. Entscheidend für eine ausgewogene, gesunde Ernährung sind nicht hoch dosierte Monopräparate, die wenige Substanzen meist chemischen Ursprungs enthalten, sondern die Verwertbarkeit der Nährstoffe. Studien belegen, dass synthetische und hoch dosierte Vitamin-Cocktails und Kapseln Wechselwirkungen im Körper auslösen und langfristig Schaden anrichten können.

Die Phase einer Entsäuerung kann effektiver gestaltet werden, wenn regelmäßig kurz vor den Mahlzeiten bitterstoffhaltige Pflanzentees oder Tinkturen eingenommen werden. Bitterstoffe regen unsere Verdauungstätigkeit an und regulieren den Säure-Basen-Haushalt. Dabei erhöhen sie die körpereigenen Puffersysteme. In Bitterstoff-Nahrungsergänzungsmitteln können die Bitterstoffkräuter Wermut, Kalmus, Kardamom, Gewürznelken, Koriander, Gelber Enzian, Löwenzahn, Tausendgüldenkraut und Ingwer enthalten sein.

Entsäuern, Entgiften, Entschlacken mit Fasten

In allen Weltreligionen gehört das Fasten traditionell zur rituellen Reinigung des Körpers, die mindestens einmal im Jahr zelebriert wird. Nur in unserem Kulturkreis scheint dieses Ritual fast verloren gegangen zu sein. Gleichzeitig machen sich immer mehr Menschen instinktiv auf die Suche nach einer Entschlackung vom Alltag und finden dann Anregungen in Traditionen anderer Kulturen oder in alternativen Sinnangeboten.

Fasten ist mehr als Abnehmen

Die einst großen Volkskirchen haben es versäumt oder nicht verstanden, dass traditionelle 40-tägige Fasten vor dem Osterfest so zu kommunizieren, dass es weiterhin von einer Mehrheit gepflegt wird. Vereinzelt, wie in den orthodoxen Kirchen Griechenlands und Russlands, gehört das Osterfasten zum festen traditionellen Bestandteil des Lebens. Rezepte wie die Festtags-Ostersuppe, die den geschwächten Körper wieder aufpäppelt, belegen das auf der Speisekarte griechischer Restaurants in Deutschland.

Fasten ist viel mehr als nur das Abnehmen überflüssiger Pfunde. Sinnvolles und sinnstiftendes Fasten in der Überflussgesellschaft kann sehr gesundheitsförderlich und eine Reifeprüfung für den bewussten Verzicht sein. Dabei plädiere ich keineswegs für Gewalttouren, die die Menschen aus dem gewohnten Alltag reißen. Vielmehr ist die körperliche Entgiftung und

Entsäuerung auch mit einem Rückzug von einlullendem, permanentem Nachrichtenmüll und geschürten Konflikten verbunden.

Anhänger des Fastens stellen an sich selbst eine wohltuende geistige Entschlackung fest. Manche berichten von Glücksgefühlen und besserem Denkvermögen. Fasten bedeutet Urlaub für unseren Körper, für die Sinne und unsere Seele. Fasten räumt sozusagen richtig auf. Nicht ohne Grund liegt die Fastenzeit im Frühjahr. Frühjahrsputz steigert nicht nur den Wert von Wohnung, Gartenmobiliar und Auto, sondern auch den unseres Zellsystems. Wenn Sie jedoch den hektischen Alltag auf Ihr Fastenritual übertragen, werden Sie scheitern. Verzicht bedeutet nicht Askese, vielmehr ein bewusstes Genießen. Ersetzen Sie während des Fastens Ihre Genussmittel durch andere Genüsse, z. B. mehr Zeit für sich selbst. Der eigene Fokus richtet sich nach innen und bietet so eine Chance für die Entwicklung Ihrer Spiritualität und manche überfällige Neuorientierung.

Fasten setzt Schlacken frei

Auf der körperlichen Ebene werden zu Beginn des Fastens Kohlenhydratreserven verbraucht. Nach den kritischen drei bis vier Tagen schaltet der Körper auf die Verbrennung des Fettes um, das als Reserve für Notzeiten deponiert worden ist. Ist die Umstellungsphase auf Sparflamme vorüber und es erfolgt die Verbrennung von körpereigenen Reserven, fühlen sich Fastende topfit und leistungsfähig. Neben dem Durchspülen mit viel Flüssigkeit sollte die Darmentleerung Berücksichtigung finden. Dazu eignet sich ein Einlauf oder das Trinken von einem halben Liter Glaubersalzlösung. Die Phase ohne Nahrung sollte idealerweise zehn Tage dauern.

Dem eigentlichen Fasten gehen am besten zwei Entlastungstage voraus, um den Körper langsam einzustimmen. Am ersten richtigen Fastentag beginnt man mit einem Abführtag und gönnt sich Ruhe. Die Entgiftungstendenzen setzen meist ab dem vierten Tag, nachdem die Fastenkrise überwunden wurde, ein. Nach einer Woche scheidet der Körper hartnäckige Gifte aus. Nach dem zehnten Fastentag wird mit einem Aufbautag, an dem leichte Kost (z. B. püriertes Gemüse oder ein geriebener Apfel) langsam zu sich genommen wird, das Fastenbrechen eingeleitet.

Fastenkrisen

Da sich Schlacken und Stoffwechselabbauprodukte vorzugsweise an Fettmoleküle binden, werden bei einer Fastenkur auch verstärkt Schlackenstoffe freigesetzt. Werden mehr Schlackenstoffe gelöst, als die Organe Leber, Nieren, Darm und Haut auszuleiten in der Lage sind, entstehen die bekannten Fastenkrisen, die auch als Heilkrise oder Erstverschlimmerungen bezeichnet werden. Meistens treten Kopfschmerzen, Gelenkschmerzen, Müdigkeit oder Stimmungsschwankungen auf. Diese Symptome lassen sich jedoch mit begleitenden Maßnahmen (z. B. basische Ausleitungsbäder) mildern oder verhindern. Wenn ein Mensch 10 Kilogramm verliert, müssen diese 10 Kilogramm Substanz durch Urin, Darm und Haut ausgeschieden werden. Das Trinken von Kräutertees und Wasser verdünnt gelöste Substanzen und Säurekonzentrationen, sodass die Nierensperre von pH-Wert 4,4 überwunden werden kann und Schlackenstoffe den Körper verlassen können.

Wann Sie auf das Fasten verzichten sollten

Fastenkuren eignen sich nicht für Schwangere, Stillende und Heranwachsende. Kranke Patienten holen sich vorab den Rat ihres Arztes ein und beginnen eine Kur unter Aufsicht in speziellen Kliniken. Bei zahlreichen touristischen Fastenmöglichkeiten bleibt bei allem Dafürhalten festzustellen: Würden wir ernährungsbewusster leben und Genussmittel reduzieren sowie Stressfaktoren ursächlich abschalten, könnten wir uns alle Fasten-Experimente schenken.

Die F. X.-Mayr-Kur

Wir essen zu viel und wir essen zu schnell. Wir schlingen und überlassen dem Magen die Hauptarbeit. Während einer Mayr-Kur lernt der Gast, Nahrung wieder bewusst zu sich zu nehmen. Er lernt das Kauen. Dazu dient die bekannte Milch-Semmel-Diät. Man bekommt ein altbackenes Brötchen, bestreicht es mit Butter und Quark, beißt ein Stückchen ab und kaut alles sehr gründlich. Dann nimmt man einen Löffel Milch und speichelt den ganzen Brei wiederholt ein. Erst dann schluckt man alles hinunter. Mit einer Semmel ist man gut eine halbe Stunde beschäftigt. Der vorverdaute Speisebrei wird im gesunden Darm durch Enzyme von Darmbakterien in all seine Bestandteile zerlegt und aufgeschlossen.

Doch leider ist nicht der gesunde, sondern der chronisch geschwächte Darm heute die Regel. Besonders wichtig während einer Kur ist daher eine regelmäßig durchgeführte Bauchmassage. Sie aktiviert durch mechanische Reize die Bauchspeicheldrüse. »Der Tod sitzt im Darm« – dieses Sprichwort geht auf Franz Xaver Mayr (1875–1965) zurück. Das Volksleiden der chronischen Verdauungsschwäche führte zu den immer beliebter werdenden Kuren.

Erkrankungen sind erkennbar an Verstopfungen, Blähungen, Durchfällen und übel riechendem Stuhl. Sie entwickeln sich dann, wenn der Darminhalt in Gärung oder Zersetzung übergeht. Dabei entstehen neben Gärgasen giftige Substanzen wie

Phenole, Formaldehyd und toxische Alkohole. Über den Blutkreislauf tritt eine Autointoxikation ein. Parallel ändert sich das Keimspektrum der Darmflora.

Eine F. X. Mayr-Kur versteht sich als naturheilkundliches Verfahren zur Darmentgiftung und wird überwiegend von F. X.-Mayr-Ärzten durchgeführt. Ein Patient unserer Zeit benötigt heute laut Auskunft mir bekannter Ärzte zwei bis drei Wochen länger für eine Mayr-Kur, um denselben Regenerationseffekt zu erreichen wie ein Patient vor zwanzig bis dreißig Jahren.

Die Schroth-Kur ist keine Körnerkur

Der Fuhrmann Johann Schroth (1798–1856) entwickelte im 19. Jahrhundert eine Entschlackungs- und Entgiftungskur, durch die das Heilbad Oberstaufen berühmt wurde. Der Name Schrothkur hat nichts mit geschrotetem Korn zu tun, wie viele glauben. Die drei Säulen des Verfahrens basieren auf Schwitzpackungen, Diät und rhythmischem Wechsel von Trink- und Trockentagen. Diese Kur wird überwiegend von Übergewichtigen genutzt. Sie dauert drei bis vier Wochen. Während zu Schroths Lebzeiten hauptsächlich Infektionskrankheiten damit behandelt wurden, liegt heute in dem Allgäuer Ort Oberstaufen der Schwerpunkt bei typischen Zivilisationskrankheiten.

Die Kur teilt die Woche in drei Trockentage und vier Trinktage. An Trockentagen bekamen die Kurgäste früher nur trockene Semmeln. Heute werden auch Rohkost, Reis und Kurgebäck angeboten. An Trinktagen stand damals nur Wein auf dem Plan, der heute um Suppen und Tees erweitert ist. Die Schrothsche Diät ist fettfrei, eiweißarm und salzlos. Abends wird die Entschlackung durch Dunstwickel gefördert.

In der Kritik stehen die zu geringen Trinkmengen an den

Trockentagen, der reichliche Weinkonsum, die Kreislaufbelastung und der Verlust an Mineralstoffen. Schroth-Kuren verlangen Disziplin und gelten als Radikalkur. Aus meiner Sicht ist nur eine modifizierte Kur empfehlenswert, die eine grundlegende Ernährungsumstellung integriert.

Heilfasten nach Dr. Otto Buchinger

Wie so oft bei Koryphäen, kam der Begründer des Buchinger-Heilfastens durch eigenes Leiden zur Fastentherapie. Eine verschleppte Mandelentzündung führte zu einem entzündlichen Gelenkrheuma. Dr. Otto Buchinger (1878–1966) musste daraufhin seine berufliche Tätigkeit aufgeben. Ein in der Literatur nicht näher benannter Marinesoldat riet Buchinger zum Fasten.

Dr. Buchinger erlebte bei Dr. Riedlin in Freiburg eine Fastenkur mit typischer Fastenkrise und extremer Erstverschlimmerung bis zum Erbrechen und zu Ohnmachtsanfällen. Doch am Ende vom Erfolg beeindruckt, entwickelte er in Bad Pyrmont seine eigene Heilfastenmethode. 1935 erschien dazu sein Buch *Das Heilfasten*, welches bis in unsere Zeit als Standardwerk gilt. Fasten in angenehmer Atmosphäre und unter ärztlicher Aufsicht nannte er den »Königsweg der Heilkunst«!

Heilfasten nach Buchinger bedeutet, konsequent auf Genussmittel zu verzichten. Die Kur ist keine Nulldiät, sondern eine niederkalorische Trinkdiät. Täglich werden ca. 250 kcal primär in Form von Kohlenhydraten aus Gemüse, Gemüsebrühe und Obstsäften zugeführt. Verbunden mit einer gesunden Lebensführung *(Lebensdiätetik)* ist das Fasten auch eine »Hygiene« der Seele. Für Buchinger ist geistiges »Sich-Öffnen« Bestandteil des Fastens.

Seine Methode heilt oder lindert Alterszucker *(Diabetes mellitus Typ 2)*, Gicht *(Hyperurikämie)*, Übergewicht *(Adipositas)* und Erkrankungen des rheumatischen Formenkreises. Rund um das Heilfasten nach Buchinger haben sich Konzepte angesiedelt, die integrative Medizin, Psychotherapie, Spiritualität, Bewegung und Kultur beinhalten.

Massagen und Lymphfluss

Es gibt eine Fülle von Massage-Angeboten. Ich beschränke mich auf die Massagen, die im Zusammenhang mit einer Gewebeübersäuerung unterstützend und lindernd wirken. Medizinisch anerkannt sind nämlich nur zwei: die klassische Massage und die Reflexzonenmassage. Im Wesentlichen bestehen Massagen aus fünf Handgriffen: Streichen/Berühren *(Effleurage)*, Kneten/Walken *(Petrissage)*, Reibung *(Friktion)*, Klopfen *(Tapotement)* und Vibrieren/Zittern *(Vibration)*.

Technik und Wirkung von Massagen

Die Berührung steht am Anfang jeder Massage. Mit streichenden Bewegungen nimmt der Physiotherapeut Kontakt mit seinem Patienten auf. Dabei begegnet der Masseur dem Empfangenden mit Achtsamkeit, Respekt und Präsenz. Das sind die entscheidenden Voraussetzungen für eine tiefe Entspannung und Heilung. Jenseits aller Technik, nur mit Menschenhand und Berührung, können tiefere Ebenen des Gebens und Empfangens erreicht werden.
Nach dem Warmwerden erfolgt das Kneten, Dehnen und Rollen. Das Fettgewebe der Unterhaut und die Muskulatur werden bearbeitet. Die anschließende Reibetechnik dient Muskeln, Sehnen und Bändern. Das Klopfen mit der Handkante regt das Gewebe an. Abgerundet wird die klassische Massage mit sanfter Vibration oder Schütteln.

Das Unterhautgewebe ist ein bevorzugter Ort, an dem der Körper unliebsame Substanzen ablagert. Als Reaktion auf Belastungen mit Schadstoffen quillt die Haut auf und wird prall elastisch, denn der Körper versucht, Giftstoffe im Gewebe durch Wasserretentionen *(Einlagerungen)* zu verdünnen. Wird das Bindegewebe nicht entschlackt, erschlafft die Haut mit der Zeit, denn die Elastizität der Bindegewebsfasern geht zurück. Die Haut wird faltig und dünner.

Massagen entspannen die Muskulatur, fördern die Durchblutung der Haut und des Bindegewebes und lindern Schmerzen. Massagen lösen »Glykosierung«, »Verzuckerung« bzw. »Verklebungen« aus dem Unterhautgewebe. Das »mechanische« Lösen von Ablagerungen kann schmerzhaft sein. Der Massierende findet häufig in der Nacken- und Rückenmuskulatur schmerzhafte »Myogelosen«, wo Harnsäureeinlagerungen zu Entzündungen führen können.

Ohne Lymphfluss keine Entgiftung

Lymphbahnen durchziehen unseren gesamten Körper. In den »Schläuchen« fließt die Lymphflüssigkeit, kurz Lymphe *(lat. Lymphe = Quellwasser, fließendes Wasser),* die alle lebenden Zellen umspült. Die Lymphe transportiert lebensnotwendige Stoffe, Nährstoffe, Hormone vom Blut zur Zelle. Und umgekehrt leitet die Lymphe verbrauchte Stoffe zurück zum Blutsystem, damit sie zu den Entgiftungsorganen gelangen. Im System der Lymphbahnen sind Filterstationen eingeschaltet, die die Lymphe von Krankheitserregern, Medikamentenresten und schadhaften Zellen usw. reinigen. Diese tastbaren Lymphknoten schwellen bei starker Belastung an, müssen aber stets beweglich sein.

Unterstützt wird eine medizinische Massage durch eine gekonnte Lymphdrainage. Sanfter Druck und kreisende Bewegungen beschleunigen den Abfluss gestauter Flüssigkeiten über das lymphatische System. Nach dem Lösungsvorgang erfolgt mit der Drainage die Ableitung der Stoffwechselstauungen. Massiert wird immer in Abflussrichtung der Lymphgefäße. Verschiedene Grifftechniken aktivieren des Lymphsystem, indem die Pumpleistung und die Durchflussrate gesteigert werden. Außerdem kann der Therapeut Ödemflüssigkeit durch das oberflächliche Lymphgefäßsystem über die sogenannten Wasserscheiden von einem gestauten Areal in ein gesundes Areal verschieben.

Diese manuelle Therapie wurde in den Dreißigerjahren von dem dänischen Arzt Dr. Emil Vodder (1896–1986) entwickelt und seither weiterentwickelt. Lymphdrainagen dürfen nur von zugelassenen Masseuren und Physiotherapeuten angewendet werden.

Azidose-Massage

Ein besonderes Verfahren aus den Elementen der Bindegewebemassage und Lymphdrainage entwickelte die Naturärztin Dr. med. Renate Collier (1919–2001). In Anlehnung an die Forschungen von Friedrich Sander fand sie die Erklärung für Phänomene der physikalischen Therapie, die entweder nicht verständlich waren oder denen man keine Bedeutung beigemessen hatte. Renate Collier gelang es, theoretische Kenntnisse der Azidose in der Praxis und Behandlung umzusetzen. Sie betonte: »Ein Arzt, der nicht massieren kann, kann auch nicht behandeln.«

Wer heute die Azidose-Massage erlernt, lernt den individuellen Zustand des Bindegewebes per Tastbefund zu unterscheiden. In vier Grade ist die latente Azidose nach dem Hautfaltentest eingeteilt. Durch eine manuelle Untersuchung der bindegewebigen Hautabschnitte ist es möglich, den Zustand der Säurespeicher ohne klinische Laboruntersuchungen festzustellen. Im Vorfeld brauchen keine Krankheitssymptome aufgetreten zu sein, um die verschiedenen Stadien der latenten Übersäuerung zu finden.

Die intensive Azidose-Massage dient dazu, das Bindegewebe mit durch Basen angereichertem Blut zu versorgen und zu durchfluten. Säuren werden dadurch nach dem Prinzip der Diffusion aus dem Bindegewebsspeicher herausgezogen. Colliers Massagemethode greift zusätzlich direkt in den zähflüssigen Wasserhaushalt ein und bringt das extrazelluläre Wasser wieder in Fluss. Wenn die extrazelluläre Matrix wieder frei ist, reguliert sich automatisch der intrazelluläre Bereich.

Schröpfen – Entsäuern mit Unterdruck

Schröpfen ist ein sehr altes lösendes Heilverfahren. Unterschiedlich große Glasglocken werden erhitzt und dann auf die Haut gesetzt. Die Methode arbeitet mit einem konstanten Unterdruck. Durch den Ansaugeffekt des verschlackten Gewebes an Po und Oberschenkeln werden die »Versulzungen« und »Verklebungen« (medizinisch spricht man von einer Glykosierung des Gewebes) der Bindegewebsflüssigkeit mechanisch aufgelöst. Eine Weiterentwicklung stellen pneumatische Pulsationsmassagegeräte dar, die das herkömmliche Handschröpfen ergänzen. Die Geräte schaffen eine Frequenz von bis zu 200 Pulsationen pro Minute.

Durch die Wechselwirkung von Unterdruck und atmosphärischem Druck wird das verschlackte Gewebe in Schwingung gebracht. Tiefer gelegene Schichten im Unterhautfettgewebe werden stimuliert, die Zirkulation von Blut und Lymphe wird angeregt. Die Lösung festsitzender Stoffwechselablagerungen, wie man sie bei Cellulite sehen und greifen kann, wird so maßgeblich unterstützt. Menschen, die zu Krampfadern neigen, dürfen keine Schröpfmassage anwenden.

Beim blutigen Schröpfen werden die Hautareale desinfiziert und leicht angeritzt. Nach Aufsetzen der Schröpfgläser ziehen diese Blut aus der Haut. Nach einer Schröpfbehandlung bilden sich Blutergüsse *(Hämatome)*, die aber relativ schnell wieder verschwinden.

Trampolin-Springen

Der Physiker Dr. Albert Einstein (1879–1955) kam 1911 zu einer interessanten Erkenntnis über die Schwerkraft *(Gravitation)*: Beschleunigung, Verlangsamung und Schwerkraft üben den gleichen Effekt auf unseren Körper aus. Beschleunigung und Entschleunigung können wir bestimmen und kontrollieren. Doch was ist Gravitation? Gravitation ist die Ursache der irdischen Schwerkraft und bedeutet, die Erdanziehungskraft zu überwinden.

Beim Trampolin-Springen wird die stets vorhandene Erdanziehungskraft mit der Beschleunigung und Verlangsamung kombiniert. Dabei entsteht die G-Kraft bzw. die konstante Anziehungskraft der Erde auf den Körper, die, abhängig von Beschleunigung und Entschleunigung, einfach, zweifach usw. wirken kann. Wenn Sie auf der Sprungmatte aufkommen, werden Sie abgebremst und dann wieder beschleunigt nach oben katapultiert, bis die Schubkraft endet. Diese Kraft addiert sich zu Ihrem normalen Körpergewicht. Am obersten Punkt sind Sie für einen winzigen Augenblick vollkommen schwerelos, bis die Füße wieder auf der Sprungmatte landen. Im Gegensatz zu Sport- und Bewegungsarten, die sich auf ganz bestimmte Muskeln konzentrieren, werden beim Trampolin-Springen alle Zellen in jedem Muskel gestärkt. Jede Zellwand wird wegen des erhöhten Drucks der Beschleunigung beansprucht. Dann entspannt sie sich im freien Fall der Gewichtslosigkeit bis zum Abfedern auf der Sprungmatte. Nun beginnt dieser Rhythmus aus Anspannung und Entspannung der Zelle von neuem. Der Abtransport von Stoffwechselschlacken geschieht über die Lymphe zurück ins Blut. Der Lymphabfluss kann nur von außen über Bewegung und Muskelkontraktion in Zirkulation gebracht werden.

Die Vorteile des regelmäßigen Trampolin-Springens liegen auf der Hand: Schlacken und Giftstoffe werden aus der Zelle herausgepresst und gleichzeitig die Zirkulation aktiviert. Dabei werden Ihre Gelenke geschont, abgelagerte Fettreserven verbrannt, das Bindegewebe gestrafft und die Fitness gesteigert. Ich hüpfe mehrmals in der Woche 15 bis 30 Minuten auf einem Mini-Trampolin, trainiere auf einem Bein wechselnd den Gleichgewichtssinn und laufe gelenkschonend und selbstverständlich barfuss auf dem weichsten Boden, den man sich wünschen kann.

Bürstenmassage

Mit einer Bürstenmassage aktivieren Sie Ihr Herz-Kreislauf-System und unterstützen Ihren Lymphfluss. Durch Bürsten erweitern sich allgemein die Gefäße, und die Gewebedurchblutung verbessert sich. Bürstenmassagen öffnen unsere Poren und fördern so den Schlackenabtransport. Sie sind eine ideale Kombination in Verbindung mit einem abgestimmten Entsäuerungskonzept.
Starten Sie frisch in den Tag und begrüßen Sie den Morgen mit einer *Trockenbürstung* bei offenem Fenster. Vertreiben Sie die Müdigkeit und verwenden Sie Bürsten mit Naturborsten.

Bürsten Sie regelmäßig und sanft in Ausscheidungsrichtungen, also zu den Finger- und zu den Zehenspitzen, zu den Leisten und Achselhöhlen hin.

Das *Nassbürsten* können Sie in einem basischen Vollbad vornehmen. Begonnen wird mit strichförmigen oder kreisenden Bürstungen an der Außenseite des rechten Fußes. Die Hauptrichtung geht nach unten hin zu den Zehen. Anschließend ist die Innenseite an der Reihe. Oberhalb des Knies wird aufwärts in Richtung Leisten gebürstet. Dann folgen die rechte Hand und der rechte Unterarm. Der Unterarm wird abwärts gebürstet hin zu den Fingerspitzen, der Oberarm wird aufwärts Richtung Achseln gebürstet. Nach der rechten Körperseite folgt die linke Hälfte. Oberkörper, Rücken, Gesäß und Bauch werden immer im Uhrzeigersinn gebürstet. Zur Magen-Bauch-Massage setzen Sie unterhalb der linken Brust an und dann nach rechts in Richtung Bauchnabel sanft bürsten. Zur Massage der Leber setzen Sie unterhalb der rechten Brust an und dann nach links unten zum Bauchnabel sanft bürsten. Nach einem ausgiebigen basischen Bad mit Nassbürstenmassage hüllen Sie sich in einen Bademantel und ruhen sich aus.

Zur Pflege der Holzbürste spülen Sie diese mit Wasser ab, klopfen sie dann aus und legen sie mit den Borsten nach unten auf ein Handtuch. Sie sollten sie nicht auf der Heizung trocknen lassen!

Entsäuerung mit Homöopathie

Homöopathie setzt sich aus den altgriechischen Begriffen *homoios,* gleich, ähnlich sowie *pathos,* Leid, Schmerz, zusammen. Sie ist eine alternativ-medizinische Behandlungsmethode, die auf den Chemiker, Apotheker und Arzt Dr. med. Samuel

Hahnemann (1755–1843) aus Meißen zurückzuführen ist. Sein namensgebendes Prinzip formulierte Hahnemann so: »Similia similibus curentur – Ähnliches möge durch Ähnliches geheilt werden.«

Homöopathische Arzneimittel basieren auf natürlichen Stoffen und gewährleisten eine »sanfte« Medizin. Der Meißener Arzt war sehr unzufrieden mit den drastischen, teils rigorosen und brachialen Krankheitsbehandlungen der damaligen Schulmedizin. Bei der Übersetzung einer englischen Arzneimittellehre stieß er auf ungenaue Angaben zur Wirkung von Chinarinde. Er experimentierte mit den Arzneien an sich selbst, an seinen elf Kindern und an seiner Frau. Bei seinem Selbstversuch mit der Rinde stellte er fest, dass sie die gleichen Beschwerden auslöste wie Malaria. Daraus ergab sich die Annahme, mit einer extrem verdünnten Lösung von Chinarinde müsse sich Malaria heilen lassen. Diese These wurde »Simileprinzip« genannt.

In seinem Grundlagenwerk der Homöopathie, dem *Organon der Heilkunst,* schrieb Hahnemann 1810 Folgendes: »Durch Beobachtung, Nachdenken und Erfahrung fand ich, dass im Gegenteile von der alten Allopathie die wahre, richtige, beste Heilkunst zu finden sei in dem Satze: Wähle, um sanft, schnell, gewiss und dauerhaft zu heilen, in jedem Krankheitsfalle eine Arznei, welche ein ähnliches Leiden für sich erregen kann, als sie heilen soll.«

Starke Wirkung trotz Verdünnung

Die eigentliche Definition der Homöopathie beruht darauf, nach der Ähnlichkeitsregel für die Behandlung eines kranken Menschen genau das Arzneimittel auszuwählen, das beim Gesunden eine ähnliche Symptomatik hervorrufen würde. Später stellte Hahnemann fest, dass die Wirkung umso stärker war, je öfter er die Ursubstanz verdünnte und verschüttelte. Das Faszinierende an der Homöopathie ist demzufolge: Je weniger die Substanz nachweisbar ist, desto durchschlagender zeigt sich der Heilungserfolg. Für die konventionelle Wissenschaft ist die Potenzierung bei gleichzeitiger Dynamisierung jedoch nicht nachvollziehbar.

Paradox finde ich die inhaltslosen Erklärungen auf den Beipackzetteln homöopathischer Arzneimittel und den Vertriebsweg ausschließlich über die Apotheke. Wenn nach herrschender wissenschaftlicher Lehrmeinung das Wirkprinzip nach Hahnemann nicht anerkannt ist und auf dem Beipackzettel keinerlei Heilaussagen zu einem Produkt gemacht werden dürfen und alle Angaben nichtssagend und austauschbar sind, warum sind homöopathische Arzneimittel dann apothekenpflichtig? Könnte es an der steigenden Beliebtheit der Homöopathika liegen, die inzwischen eine bedeutende wirtschaftliche Position einnehmen? Hahnemann stand immer in der Kritik, doch belegen repräsentative Umfragen eine hohe Akzeptanz bei der Bevölkerung.

Nach Hahnemanns Vorgaben werden heute immer noch Arzneimittelprüfungen durchgeführt, die allerdings nicht den arzneirechtlichen Medikamentenstudien entsprechen. Vielleicht lässt sich Homöopathie deshalb nicht nachweisen, weil konventionelle Verfahren herangezogen werden und für das Prinzip der Resonanz keine Fachleute zur Verfügung stehen.

Erstverschlimmerung lässt sich vermeiden

Mit homöopathischen Potenzen lassen sich Verdichtungen aus der Zellmatrix lösen. In der Naturheilkunde und in heilpraktischen Praxen ist die Berücksichtigung des Pischinger-Raumes nahezu Standard. Jeder Heilpraktiker weiß, dass er sich um die Grundregulation kümmern muss. Bei vielen Patienten ist die Zellflüssigkeit so sehr verdichtet, dass schwache Potenzen nicht ausreichen und hohe Potenzierungen unangenehme Erstverschlimmerungen hervorrufen. Zu Hahnemanns Zeiten war die Verschlackung nicht so verbreitet wie heute. Sonst hätte er sich vermutlich mit der Ausleitung gelöster Ablagerungen beschäftigt.

Um die typischen Heilkrisen beim Lösen mit homöopathischen Potenzen zu verhindern, empfehle ich zunächst eine Vorbereitung mit dem Erfolgskonzept spezieller Blüten- oder Kräutertees, Abpufferung mit basischen Mineralien und Ausleitung mit basischen Bädern. Dieses Entsäuerungskonzept ist einer sofort verordneten Hochpotenz vorzuziehen.

Abschließend sei ergänzt, dass die Homöopathie nicht Krankheitssymptome unterdrückt, sondern aktiviert und nach dem Grundsatz *Ähnliches mit Ähnlichem* die Selbstheilungskräfte des Körpers anregt. Sie wirkt gerade dort, wo körpereigene Regulationen noch vorhanden sind, und eignet sich hervorragend als komplementärmedizinische Ergänzung.

Kapitel 8

Das Säure-Basen-Erfolgskonzept

Zur Unterstützung der Säure-Basen-Regulation bietet sich ein bewährtes Entsäuerungskonzept an, welches Sie ohne Dazutun Dritter in Eigenregie in Ihren Alltag integrieren können. Es lässt sich mit allen zuvor beschriebenen Methoden kombinieren. Sie können eine Entsäuerung kurmäßig im Frühjahr und Herbst für vier bis sechs Wochen durchführen oder das Konzept ohne Nebenwirkungen dauerhaft und jeden Tag zur Prävention praktizieren. Die Kurzformel für dieses Rezept lautet: lösen, neutralisieren, ausleiten.

Ein ausgewogener Blütentee in DAB-Qualität *(Deutsche Arzneibuch-Qualität)* oder alternativ ein 49-Kräuter-Tee (Bio-Qualität) stehen für die Lösungskomponente. Mineralien und Spurenelemente in pflanzlich gebundener Form neutralisieren die vom Tee gelösten Schlackenstoffe bzw. erhöhen die Fähigkeit des Organismus, Säuren abzupuffern. Bei dem Komplexmittel aus kontrolliert biologischem Anbau handelt es sich um ein basenbildendes Lebensmittel, dessen einzelne Zutaten im gut sortierten Biomarkt erhältlich sind. Wer den Aufwand scheut, greift auf ein Fertigprodukt zurück, sollte aber die unterschiedlichen Qualitäten vergleichen.

Im dritten und wichtigsten Schritt leitet ein basisches Bad überschüssige Säuren über die Haut aus. Auch bei Basenbädern ist das Angebot mittlerweile sehr groß. Für den Laien ist es schwierig, zwischen billigen Imitationen und hochwertigen Basenbädern zu differenzieren. Wer sicher sein will, entscheidet sich für ein Bad, das nachweislich in der Lage ist, Säuren auszuleiten. Dazu sind eine medizinische Registrierung und eine Produktion nach pharmazeutischem Standard notwendig.

Lösen von Ablagerungen – Wissenswertes zum Teegenuss

Der unbedingte Wunsch und Wille der Menschen nach natürlichen Substanzen hat die Gefahr gebannt, dass wir Teile unseres überlieferten Erfahrungsschatzes verlieren. Glücklicherweise erleben wir eine Renaissance natürlicher Behandlungsmethoden und die Wiederentdeckung pflanzlicher Kräuter und getrockneter Pflanzen (Drogen, »dröge« für trocken, daher Drogist, Drogerie, Drogenkunde). Forschung und Industrie haben erkannt, dass ein ständiges Suchen nach der neuesten Monosubstanz die Menschen nicht gesünder macht. Erfahrungsheilkunde und wissenschaftliche Erkenntnisse schließen sich nicht aus, sondern berücksichtigen einander und ergänzen sich.

Immer mehr Menschen kultivieren und zelebrieren die Zubereitung des Tees und den Teegenuss. Es gilt, die in den getrockneten Pflanzenteilen enthaltenen Inhaltsstoffe in einen trinkfertigen Tee zu überführen. Das allgemeine Ziehen von fünf bis zehn Minuten bewirkt eine hohe Konzentration der Inhaltsstoffe und damit eine Wirkung. Das kurze Ziehenlassen ähnelt dem Prinzip der Homöopathie.

Grundsätzlich sollte ein Kräutertee immer behutsam getrunken und keineswegs schnell hinuntergestürzt werden. Die höchste Wirkung hat ein Tee kurz nach dem Abgießen. Etwa zwei bis vier Stunden nach dem Abgießen verliert er einen Teil seiner Eigenschaften. Das schluckweise Teetrinken wird in der Regel als sinnstiftender und gesundheitsfördernder erlebt als das nüchterne Einnehmen von Pillen und Tabletten.

Vom Inhaltsstoff zum Wirkstoff

Gerade bei arzneilich verwendeten Teedrogen ist der Übergang vom Lebensmittel zum Heilmittel im wahrsten Sinne des

Wortes fließend. Dabei sind in den letzten Jahren viele wirksame Tees pflanzlicher Herkunft von der Wissenschaft und ihren Handlangern in den Ministerien aussortiert worden. Für Fachleute und Laien ist oft nicht erkennbar, was auf wissenschaftlicher Grundlage beruht bzw. inwiefern wirtschaftliche Interessen der Pharmalobby Einfluss nehmen. Als Betroffener von nicht nachvollziehbaren und sich laufend ändernden gesetzlichen Bestimmungen schreibe ich hier nicht von billiger Polemik. Ich habe es erlebt, eine definitiv fachlich falsche Auslobung als Pflichttext deklarieren zu müssen.

Heute führt zweifellos ein mit modernsten Messmethoden ausgestattetes Institut zu analytischen Kenntnissen der Einzelwirkstoffe einer Pflanze, vernachlässigt dabei aber häufig das komplexe Zusammen- und Wechselspiel unzähliger Inhaltsstoffe. Nach neueren Erkenntnissen verhelfen aber gerade die meist unerforschten und unbekannten Inhaltsstoffe, die sogenannten sekundären Pflanzenstoffe, zum gewünschten Erfolg. In der konventionellen Wissenschaft werden die Wirkungen einzelner Stoffe im Labor isoliert betrachtet. Die Auswirkungen biochemischer Vorgänge im Organismus bleiben außen vor, und die stoffliche Umwandlung findet nur vereinzelt Berücksichtigung. Inhaltsstoffe einer einzelnen Pflanze werden oft erst durch Stoffwechselvorgänge zum Wirkstoff. Und umgekehrt kann eine als gefährlich eingestufte Substanz im Körper durch stoffliche Prozesse unschädlich werden.

Blütentee – zur Unterstützung der Säure-Basen-Regulation

Zur Unterstützung der Säure-Basen-Regulation und Nierenfunktion hat sich eine wohlschmeckende Blütenmischung aus Hagebuttenkernen und -schalen, Heidekrautblüten, Holunderblüten, Ulmenspierkrautblüten *(Mädesüßblüten)*, Schlüsselblumenblüten, Lavendelblüten und Hibiskusblüten bewährt. In einer derartigen Blütenmischung werden gefäßwirksames Rutin, Arbutin als Harndesinfizienz, Gerbstoffe zum Ausfällen von Eiweißablagerungen, Fruchtsäuren, Triterpene und andere Lösungsmittel frei. Alle Blüten müssen DAB-Qualität entsprechen. Die säurelösenden Eigenschaften und die besonders wichtige Lösung kristalliner Strukturen in Gefäßen, Gelenken und Herzkranzgefäßen beruhen auf der Kombination der verwendeten Blüten und potenzieren bzw. erhöhen die Wirkung der einzelnen Blüten.

Schon drei bis vier Tassen Blütentee erhöhen die Säure-Ionen-Ausscheidung und können den pH-Wert des Urins herabsetzen. Dieser Wirkstofftee benötigt ein längeres Ziehen (ca. 10 Minuten). Bei rheumatischen Erkrankungen, Arthrose und Gicht empfehle ich einen klassischen Kaltwasserauszug *(Mazerat)*. Dazu nehmen Sie einen gehäuften Esslöffel Blüten, setzen diese mit ¼ Liter kaltem Wasser an und lassen alles über Nacht ziehen. Beim Ziehen über Nacht werden Stoffe zum Ausfällen von Eiweißablagerungen frei. Der Sud wird am Morgen über ein Sieb abgegossen und höchstens leicht erwärmt. Den Kaltwasserauszug wenden Sie kurmäßig an, wobei er nur in den Morgenstunden schluckweise getrunken werden soll.

Ein Mazerat wird in der Botanik und Drogenkunde immer dann empfohlen, wenn man Wirkstoffe aus der Pflanze in Lösung überführen will, die beim Heißübergießen zerstört würden. Es gibt auch Wirkstoffe in Pflanzen, die sehr lange benötigen, ehe sie gewonnen werden können. Manchmal kann ein Kaltansatz über eine Woche dauern, bis der gewünschte Stoff in Lösung geht (z. B. Gerbstoffe der Eichenrinde für Sitzbäder bei Hämorriden).

Im Sommer können Sie einen wohlschmeckenden Erfrischungstee kalt genießen, wenn Sie 1 Liter Blütentee bei normaler Zubereitung mit ¼ Liter Apfeldirektsaft mischen.

49-Kräuter-Gewürz-Teemischung

Die Rezeptur dieses Tees ist nach den Erkenntnissen des Heilpraktikers Matthias Leisen (1879–1940) konzipiert. Matthias Leisen war in den Zwanzigerjahren ein bekannter Vertreter der Naturheilkunde und leitete eine Kurabteilung in Bad Bodendorf (Rheinland-Pfalz).
Für einen Kräutertee sollten Sie nur Kräuter und Gewürze aus kontrolliert biologischem Anbau (kbA) verwenden, weil sie die z. Z. beste verfügbare Qualität aufweisen. Diesen Aufwand betreiben in Europa nur wenige Manufakturen. Es wäre jedoch paradox, konventionelle Rohstoffe für eine Entgiftung zu verwenden, wenn bewiesen ist, dass nichts mehr gespritzt und behandelt wird als Kräuter und Gewürze. Damit haben Sie die Gifte quasi in der Tasse mitgelöst.

Eine 49-Kräuter-Gewürz-Teemischung nach Leisen enthält alle Elemente in Verdünnung, aus denen sich im Körper Verdichtungen entwickelt haben. Im Prinzip wird Gleiches mit Gleichem *(similia similibus curentur)* gelöst. Wissenschaftlich korrekter und vertrauter klingt die Definition: Durch das Wasser im Tee und die darin gelösten, die Nieren anregenden Pflanzeninhaltsstoffe werden harnpflichtige Stoffwechselendprodukte vermehrt ausgeschieden, und damit wird deren belastende Konzentration im Körper vermindert. Das ist die Umschreibung für die aus Sicht der Wissenschaftler »irreführende« Angabe »schlackenlösend und engiftend«. Der heute noch populäre Pfarrer Sebastian Kneipp (1821–1897) schreibt 1894 in seinem Buch *Wasserkur:* »Meine Tees und Extrakte haben dreifachen Zweck: ungesunde, kranke Stoffe im Inneren aufzulösen, auszuleiten, sodann den Organismus zu kräftigen.«

Bei einer chronischen Übersäuerung beginnt man zunächst mit 2 Tassen am Tag, um dann Woche für Woche bis auf 1 Liter täglich zu steigern. Dieser Tee darf lediglich 2 Minuten ziehen, weil eine geringe Konzentration nach dem homöopathischen Prinzip angestrebt wird.

Ich will in diesem Zusammenhang auf irreführende Anbieter aufmerksam machen, die ihre Mischung als Basentee anpreisen. Aus marketing- und verkaufsstrategischen Überlegungen ist das sicherlich ein Clou. Die Angebote mögen qualitativ nicht schlecht sein, doch ist jeder Kräutertee von Natur aus ein Basentee. Sie dürfen unterstellen: Wer auf diese Art seine Klientel »verführt«, versteht wahrscheinlich wenig vom Fach.

Neutralisieren mit pflanzlichen Mineralien

Mineralien, Spurenelemente, Vitamine, Enzyme und sekundäre Pflanzenstoffe werden in pflanzlich gebundener Form vom Organismus optimal aufgenommen. Aus Studien weiß man, dass Menschen, die viel Obst und Gemüse essen, vitamin- und antioxidanzienreiches Blut haben. Außerdem haben sie ein fitteres Herz und erkranken seltener an Krebs als Gemüsemuffel. Unstrittig ist, dass bis zu 30 000 verschiedene Pflanzenstoffe die Gefäße auf noch unbekannte Weise vor Arteriosklerose und Zellen vor Entartung schützen.
Der gesundheitsfördernde Effekt von Obst und Gemüse beruht nicht nur auf primären Pflanzenstoffen wie Kohlenhydraten, Fetten, Eiweißen, Vitaminen, Mineralien usw. Vielmehr üben die teilweise noch unbekannten und nicht erforschten sekun-

dären Pflanzenstoffe nachgewiesene positive Effekte auf die Gesundheit aus. Sekundäre Pflanzenstoffe sind Duft- und Farbstoffe, die die Pflanzen zu ihrem Schutz vor Krankheiten und Umwelteinflüssen bilden. Sie stärken unser Immunsystem und töten Krankheitserreger ab. Stellvertretend für diese unzähligen Stoffe seien hier beispielsweise genannt: Carotinoide, Phytosterine, Saponine, Flavonoide, Terpene, Phytoöstrogene, Sulfide.

Nach dem Leitspruch: »Deine Nahrung soll deine Medizin sein« nach Hippokrates (469–324 v. Chr.) nenne ich hier stellvertretend einige Stoffe, die diesem Anspruch gerecht werden und in einem basenbildenden, mineralstoffreichen Granulat enthalten sein sollten.

Natürliches Antibiotikum aus Blütenpollen
Blütenpollen werden zur Stärkung des Immunsystems und als natürliches Antibiotikum empfohlen. Sie enthalten 43 Prozent mehrfach ungesättigte Fettsäuren, 28 Mineralien, Folsäure, Biotin und die Vitamine A, D, C, E und den Vitamin-B-Komplex.

Diese ausgewählten 49 Kräuter und Gewürze nach der Elementelehre des Heilpraktikers Matthias Leisen sollten nicht fehlen:
Anis, Artischockenkraut, Augentrost, Basilikumkraut, Birkenblätter, Bohnenkraut, Brennnesselblätter, Brombeerblätter, Bärlauchkraut, Dillkraut, Ehrenpreiskraut, Eisenkraut, Estragonkraut, Fenchelkamm, Frauenmantelkraut, Grünhafertee, Hagebuttenschalen, Heidelbeerblätter, Himbeerblätter, Holunderblätter, Ingwer, Kerbel, Koriander, Kornblumenblüten, Kümmel, Labkraut, Lavendelblüten, Liebstöckelblätter, Lindenblüten, Lungenkraut, Löwenzahnwurzel mit Kraut,

Majoran, Malvenblätter, Melissenblätter, Petersilienblätter, Queckenwurzelstock, Ringelblume, Rosenblütenblätter, Rosmarinblätter, Salbeiblätter, Sellerieblätter, Schnittlauch, Spitzwegerichkraut, Stiefmütterchenkraut, Süßholz, Thymian, Walnussblätter, Ysopkraut, Zimtrinde

Kürbiskerne gegen Steinbildung

Kürbiskerne haben sich zur Unterstützung der Blasen- und Prostatafunktion bewährt. In 100 Gramm sind 30 Milligramm Vitamin E enthalten; mehr hat kein Samen sonst zu bieten. Vitamin E verhindert, dass sich Kalziumoxalkristalle zu Steinen ablagern. Die qualitativ besten Kürbiskerne stammen aus der Steiermark/Österreich.

Weizenkeime, reich an Ballaststoffen

Weizenkeime bereichern mit Ballaststoffen, Vitamin E und -B-Komplexen. Sie enthalten kein Klebereiweiß; Phenolsäure schützt vor der Bildung von Nitrosaminen. Sie sind reich an Lecithin, Carotin, Kalium und Eisen.

Braunhirse für die Schönheit

Braunhirse nährt mit ihrem hohen Kieselsäureanteil Nägel, Haare, Haut und unterstützt das Bindegewebe. Sie fördert außerdem die Elastizität des Venensystems und unterstützt die Knochenmatrix. Braunhirse wirkt festigend und straffend auf das Hautbild. Sie ist ein Lebensmittel für schöne, strahlende, durchfeuchtete Haut, für kräftige Fingernägel und gesundes, glänzendes Haar. Nebenbei stärkt Silizium die Abwehrkräfte. Es ist einsetzbar bei körperlicher und geistiger Überforderung, fürs Wohlbefinden während der Wechseljahre, bei Sport und Stress.

Getreidefermente für den Darm

Getreidefermente stabilisieren Magen und Darm und wirken Gär- und Fäulnisprozessen entgegen. Die Sekretion der Verdauungsfermente wird durch fermentiertes Getreide erhöht (Brottrunk und Fermentgetreide).

Mandeln für die Nerven

Süße Mandeln sind eine ausgezeichnete Kraftquelle für Schwangere und Stillende und darum sehr beliebt. Sie werden auch als »Frauenfrucht« bezeichnet. Bei geistiger Erschöpfung und Nervenschwäche werden sie ebenfalls empfohlen.

Walnüsse

Walnüsse haben es in sich. Sie sind reich an Antioxidanzien, Ballaststoffen, Mineralien und ungesättigten Fettsäuren. Sieben Walnüsse pro Tag halten das Herz gesund. In dieser Menge entfaltet sich ihre Schutzfunktion, weil besonders viele Substanzen vor Herz-Kreislauf-Erkrankungen schützen.

Topinambur gegen Heißhunger

Topinambur verhindert in erster Linie das Absinken des Insulinspiegels bei Fasten und Diät. Typische Heißhungerattacken bleiben aus. Um lästige, unerwünschte Heißhungerattacken und Fastenkrisen zu verhindern, werden natürliche Mineralstoffe benötigt, denn diese binden gelöste Schlacken in unserem Körper und erhöhen die Pufferkapazität.

Was wir unserem Körper zuführen, was und wie wir essen und trinken, beeinflusst unsere Gesundheit in der Gegenwart und in der Zukunft. Es beeinflusst unsere Lebensenergie, unsere Antriebskraft wie auch unsere Gehirntätigkeit. Damit wir uns allgemein wohl, gesund und vital fühlen und die von uns geforderten Leistungen erbringen können, braucht unser Organismus täglich viele Vitalstoffe.

Pflanzliches Granulat als basenbildendes Lebensmittel
- Neutralisiert Säuren im Körper
- Erhöht die Pufferkapazität
- Bitterstoffe regen die basophilen Drüsen an (Leber- und Gallensäfte, Verdauungsenzyme aus der Bauchspeicheldrüse, Matase-Glucoamylase aus dem Dünndarm)
- Füllt die Mineralstoffdepots und stärkt Fingernägel, Haare, Haut, Knochen, Zähne
- Mineralstoffe, Spurenelemente und Vitamine sind bioverfügbar
- Fördert die Darmregulation durch fermentiertes Getreide
- Stärkt das Immunsystem mit Blütenpollen *(Anti-Allergikum)*

Rezeptvorschläge zum pflanzlichen Granulat

Ein pflanzliches Granulat als basenbildendes Lebensmittel, zum Neutralisieren und Mineralisieren des Körpers und zur Erhöhung der Pufferkapazität lässt sich mit anderen Lebensmitteln kombinieren. Die Speisen dürfen nicht über 40 °C erhitzt sein, da sonst Vitamine, Enzyme, Aminosäuren und andere Vitalstoffe zerfallen.

Süßer Brotaufstrich
Brot/Brötchen mit Butter bestreichen, Honig aufstreichen und 1 TL Granulat zugeben bzw. auf dem Brot unter den Honig mischen

Deftiger Brotaufstrich

Bestreichen Sie das Brot mit einem pflanzlichen Aufstrich aus kontrolliert biologischem Anbau. Mit Tomaten, Radieschen, Gurken oder Oliven belegen und Granulat aufstreuen. Als deftiger Brotaufstrich eignet sich auch vorzüglich ein Pesto aus Bärlauch, Rucola oder Tomaten mit Granulat.

Selbstgemachte Kräuterbutter

Weiche Butter mit Schnittlauch, Petersilie, frischen Kräutern, unraffiniertem Salz, Pfeffer und Granulat mischen. In ein Gefäß, am besten aus Glas, Porzellan oder Keramik, füllen und im Kühlschrank kalt aufbewahren. Schmeckt pur aufs Brot oder zu Pellkartoffeln.

Ölmischungen und Salatdressing

Granulat unter kalt gepresstes Kürbiskern-, Sesam-, Lein-, Oliven- oder Sonnenblumenöl mischen und als Salatdressing verwenden.

Power-Getränk

Zum Einrühren in Säfte eignen sich frisch gepresste Tomaten-, Karotten-, Gemüse- und Obstsäfte. Das Granulat kann auch mit einem Pürierstab so lange verquirlt werden, bis es sich im Saft auflöst.

Quark und Joghurt

Das pflanzliche Granulat kann in Frischquark, Naturjoghurt oder andere Milchmischerzeugnisse gerührt werden.

Basen-Müsli

Stellen Sie sich Ihr selbstgemachtes Getreidemüsli zusammen, verfeinern Sie mit Sahne oder Fruchtsaft und runden mit Granulat ab.

Obstsalat

Bereiten Sie aus Äpfeln, Birnen, Bananen, Orangen, Ananas, Erdbeeren oder anderen frischen Früchten einen Obstsalat und geben nach Belieben Walnüsse, Mandeln, Haselnüsse, Sonnenblumenkerne, Kürbiskerne und/oder Weinbeeren dazu, heben etwas Schlagsahne unter und mischen es mit pflanzlichem Granulat gut durch. Obstsalate schmecken im Winter auch mit getrockneten Aprikosen, Feigen (ungeschwefelt) und 1 TL Haselnuss- oder Mandelmus, Haselnüssen, Mandeln, Cashewkernen, Paranüssen, Sonnenblumenkernen, Walnüssen, grob gemahlen und mit pflanzlichem Granulat vermischt.

Gewürzmischung

Pflanzliches Granulat können Sie über zahlreiche Speisen als Gewürz streuen. Es bieten sich Pizza, Kartoffelpüree und gedünstetes Gemüse an.

Beachten Sie bitte: Verwenden Sie grundsätzlich Gewürze in Bio-Qualität. Aroma, Würzkraft und Geschmack werden Sie nicht mehr missen wollen. Verwenden Sie nur Direktsäfte und keine rückverdünnten Konzentrate.

Mineralisieren mit Schüßler-Salzen

Die Biochemie nach Schüßler erlebt eine Renaissance. Ich werde oft gefragt, ob in pflanzlich gebundener Form enthaltene

Mineralien und Spurenelemente mit Schüßler-Salzen zu vergleichen sind. Der Unterschied liegt in der vorhandenen Stofflichkeit. Die in Pflanzen enthaltenen Mineralien und Spurenelemente sind faktisch messbar vorhanden. Zum besseren Verständnis widme ich den Schüßler-Salzen ein kurzes Kapitel und verweise gern auf weiterführende Fachliteratur zur Biochemie.

Der Oldenburger Arzt Dr. Wilhelm Heinrich Schüßler (1821–1898) war der Begründer der biochemischen Heilweise. Er entdeckte vor 130 Jahren, dass jede einzelne Körperzelle bestimmte Mineralstoffe benötigt. Fehlen ein oder mehrere Mineralstoffe, geraten die intra- und extrazellulären Vorgänge aus dem Gleichgewicht. Schüßler-Salze werden lediglich nach dem homöopathischen Prinzip der Verdünnung aufbereitet. Daher werden diese Salze von vielen irrtümlich für homöopathische Arzneimittel gehalten, was nicht stimmt. Schüßler hatte sich von der Suche nach dem gleichen Mittel, dem Similie, losgesagt.

Mit der Biochemie nach Schüßler kann keine Substitution im Körper stattfinden. Vielmehr werden Aufnahmestörungen der Nahrung und Mineralstoffverteilung aus eigener Kraft ausgeglichen. Es geht nicht darum, den täglichen Mineralstoffbedarf zu decken, sondern die Mineralstoffe aus der Nahrung zu nutzen. Schüßler erforschte die zellgerechten Mengen und die zellfunktionsorientierte elektrische Ladung, um den Zugang der Mineralien zu den Zellen sicherzustellen. Deshalb verdünnte er die Ursubstanz – oder wie er es nannte, die Zellsalze – bei leicht löslichen Salzen in D6- und bei schwer löslichen Salzen in D12-Verdünnungen. Die Verdünnung und Potenzierung der Mineralsalze ermöglichen es, dass die feinsten Stoffe schnellstens durch die kleinsten Öffnungen der Zellwände mittels Diffusion an ihren Bestimmungsort gelangen.

Heute bestätigen Universitäten der zellulären Chemie im Wesentlichen die energetisch feinstoffliche Ebene und die Regulierungs- und Regenerationsfähigkeit der Zelle durch unterschiedliche Ladungszustände der Mineralien. Der Austausch von Mineralien zwischen der Zelle und der sie umschließenden Flüssigkeit (Grundsubstanz nach Pischinger) ist nur im Molekularbereich möglich. Wenn die Mineralstoffe so weit verdünnt sind, gehen sie sofort in die Zellen ein oder werden in den entsprechenden Speichern eingelagert. In den letzten Jahrzehnten wurden von Schüßlers Nachfolgern 15 weitere Ergänzungssalze Nr. 13–27 zur Mineralstofftherapie hinzugenommen. Schüßler-Salze können im Organismus keinen Schaden anrichten und unterstützen eine Entsäuerungstherapie.

Ausleitung mit basischen Bädern

Ein kurzer Ausflug in die Geschichte

In allen Kulturen war das Baden wichtiger Bestandteil des Lebens und hatte seine ganz spezielle Bedeutung in seinem zyklischen Ablauf. So können wir folgenden Satz auf einer Tontafel der »Sumerischen Beschwörung« im 3. Jahrtausend v. Chr. lesen: »Mit Wasser aus einem reinen Becken habe ich mich gebadet, mit Soda lange mich gereinigt, mit gutem Öl mich schön gemacht.« Der Hinweis auf Soda lässt aufhorchen, denn er legt nahe, dass damals bereits basische Bäder bekannt waren. Soda ist nahezu in allen Basenbädern einer der drei Hauptbestandteile neben Natron *(Natruimhydrogencarbonat)* und Meersalz. Natron hat seinen Namen von den basischen Seen im Wadi-el Natrum in Ägypten unweit von Kairo. In diesen Seen wurden ausgiebige Bäder von mehreren Tagen oder Wochen genommen. Als weißes Pulver lagern sich Natron und Soda an den Ufern des Wadi-el Natrum ab. Die alten Ägypter nannten die-

se Verbindung Trona. Sie gewannen Natron natürlichen Ursprungs aus den Seen des Tales Wady Natrun.
Auch in Syrien, in der Nähe von Damaskus, sind natronhaltige Quellen bekannt. Griechen und Römer bauten an diesen Stellen bedeutende Tempel. Der bekannteste unter ihnen ist der Jupitertempel. Er wurde über eine archaische Wasserkultstelle gebaut und später überbaut. Noch heute kann man an dieser Stelle eine koptische Klosteranlage besuchen, die ein lebendiges Relikt aus frühchristlicher Zeit ist.
Heute gewinnt die Industrie Natron aus Kochsalz. Die Chlorid-Ionen, der sogenannte Salzsäure-Rest, wird gegen Carbonat-Ionen ausgetauscht. Das Verfahren liefert ein reines Ergebnis.

Samstags war Badetag

Das Baden vor hohen Feiertagen ist heidnischen Ursprungs. Bereits in vorchristlicher Zeit sind aus der ganzen Welt Berichte überliefert, nach welchen das Baden oder Untertauchen in Wasser rituell zelebriert wurde. In unserer Kultur ist es noch gar nicht so lange her, dass vor dem Sonntag die ganze Familie badete. Mit der Gewerbeverordnungsnovelle von Kaiser Wilhelm II. vom 1. Juni 1891 und den 1919 in die Weimarer Verfassung aufgenommenen gesetzlich geschützten Feiertagen kam es gerade in der arbeitenden Bevölkerungsschicht zu einem Zelebrieren sonntäglicher Feierlichkeit.
Bereits im 19. Jahrhundert kam es zu einer Wiederbelebung von Badehäusern. Die im frühen Mittelalter zu Blüte gelangte Badekultur in Europa hatte ein jähes Ende gefunden, als mit vermehrtem Auftauchen von Pest, Syphilis usw. und zusätzlich verordneter Sittenstrenge im Volk Angst aufkam. Mit der Aufklärung, der Französischen Revolution, dem Erwachen des Bürgertums und seinem Interesse am Allgemeinwohl entstanden Kurbäder und Volksbäder, die zu Beginn der Indus-

trialisierung vor allem eine hygienische Bedeutung in den stetig wachsenden Städten bekamen.

Und heute?

Heute ist ein fest integrierter Badetag nahezu bedeutungslos geworden. Der gesellschaftliche Stellenwert des Sonntags als Ruhetag gerät zunehmend ins Wanken. Mit steigendem Wohlstand ist auch das Baden zu jeder Zeit möglich. Eine gepflegte Badekultur erfährt wachsende Aufmerksamkeit. Sie ist zum Inbegriff von Wellness und Körperkult geworden, mit dem jeder Tag zum Feiertag werden kann.

Wissens- und Kulturtransfer aus Fernost bereichern neu entstehende Badelandschaften. Das Angebot geht schon lange über finnische Saunabäder hinaus. Setô, das japanische Badehaus mit seinen thermalen und basischen Bädern, hat ebenso seinen angestammten Platz gefunden wie das türkische Bad Hamam.

Der Jungbrunnen

In der Gemäldegalerie Berlin fällt ein Bild zum Thema Baden auf. Man kann ein Tafelbild aus dem Jahr 1546 von Lucas Cranach d. Ä. bewundern, das die Sehnsucht nach wiedererlangter Jugend, Schönheit, Vitalität in einer amüsanten Bildergeschichte zeigt. Zentral sieht man inmitten einer herben Landschaft ein quadratisches Tauchbecken mit Stufen, in dessen Mitte eine zierliche Springbrunnenfontäne steht. Von links nähern sich alte, gebrechliche Menschen, sich hinschleppend, huckepack genommen oder auf Bretterwagen angekarrt. Bereits im Becken liebkosen sich vereinzelte Badende, um dann verjüngt, gesundet, vergnügt und lustvoll aus dem Bild zu entschwinden.

Von diesem Sehnsuchtsbild eines Verjüngungsbades leben Kurorte und moderne Hotelanlagen, die sich mit der Bezeichnung »Bad« oder »Spa« aufwerten. Der griechische Arzt Asklepiades (124–60 v. Chr.) trug sein Wissen über das Baden nach Rom und begründete um 90 v. Chr. die »Balneotherapie«. Den heute noch existierenden Thermen fehlt jedoch etwas Entscheidendes: das basische Wasser. Dies gilt genauso für die allgemein bekannten tschechischen Bäder in Marienbad und Karlsbad. Viele schwefelhaltige Thermen haben sich bis heute gehalten, können aber mit der Wirkung basischer Bäder nicht mithalten.

Selbst die ersten Dampfbäder konnten den positiven Effekten basischer Bäder nicht »das Wasser reichen«. Als Erste entdeckten wahrscheinlich die Russen den heißen Dampf. Sie bauten Holzhütten mit Steinplatten und Feuerstellen. Das Wasser wurde auf die heißen Steine geschüttet und verdampfte. Anschließend peitschte man sich gegenseitig mit frischen und in Wasser eingelegten Birkenzweigen, die den Körper kräftig anregten. Das Saunabaden war geboren und kam über Finnland auch nach Deutschland.

Hydrotherapie nach Pfarrer Kneipp

Wenn man auf diese Weise Badekulturen reflektiert, darf eine Persönlichkeit nicht fehlen: Pfarrer Kneipp. Seine Methode erfährt noch heute großen Zuspruch. Beliebt und bekannt geworden sind vor allem das Wassertreten in kaltem Wasser bzw. das Wechselspiel zwischen Heiß und Kalt, die kalten Wassergüsse und Wickel, die manche Krankheiten wohltuend lindern können. Den zahlreichen Kneipp-Vereinen ist es sicherlich ein Stück weit zu verdanken, dass sich mit einfachen Mitteln der allgemeine Gesundheitszustand der Bevölkerung trotz ungesunder Lebensgewohnheiten verbesserte.

Es wird wieder ausgiebig gebadet und Entspannung und Langsamkeit in der Badewanne gesucht. Der gesundheitliche Aspekt, die Entsäuerung des Körpers, ist in weiten Teilen der Bevölkerung angekommen. Die gravierenden Auswirkungen endloser Reihen von Zutaten mit kritischen Substanzen in Körperpflegeprodukten tragen dazu bei, sich auf eine Tradition zu besinnen, die Jahrtausende zurückreicht und dabei nichts von ihrer Wirkung eingebüßt hat.

Die Entdeckung basischer Bäder

Verblüffende Erfolge mit basischen Bädern erzielte die russische Ärztin Olga B. Lepeschinskaja (1871–1963), die über viele Jahre als Mitglied der Akademie der Medizinischen Wissenschaften der ehemaligen UdSSR tonangebend war. Sie experimentierte mit basischen Lösungen und führte Versuche mit Blutzellen und Pflanzensamen durch. Vor der Aussaat legte sie beispielsweise Rübsamen in eine basische Lösung, was eine Ertragssteigerung um 40 Prozent bewirkte.

Lepeschinskaja dachte an die Anwendung beim Menschen und startete einen Selbstversuch. Sie gab 50 Gramm doppelkohlensaures Natron in eine Badewanne voll Wasser. Die Badetemperatur betrug 35 °C, die Badedauer zunächst 15 Minuten. Sie badete zweimal in der Woche. In ähnlicher Weise behandelte sie ältere Menschen, um deren Leistungsfähigkeit zu steigern. Als Ergebnis ihres Selbstversuches stellte sie eine Herabsetzung des Harnsäurewertes fest. Dann trat eine deutliche Gewichtsreduzierung ein. Ihr Allgemeinbefinden war sehr gut. Die Muskelmüdigkeit nach körperlicher Anstrengung verschwand nach den Bädern vollständig. Sie führte dies auf die Neutralisation der Milchsäure zurück, die sich bei übermäßigem Sport als Ermüdungsprodukt in den Muskeln bildet. Natürlich nahmen auch andere Ärzte am Institut solche

Bäder und bestätigten die überraschende Wirkung. Ein Artikel über diese sehr positive Wirkung auf den Organismus erschien in der *Welt am Sonntag* bereits 1954.

Das Wirkprinzip basischer Bäder

Das Wirkprinzip der vielseitig einsetzbaren basischen Anwendungen ist einfach. Die Haut hat einen direkten Kontakt zum Bindegewebe. Tauchen Sie ins basische Badewasser, baut sich nach 10 bis 20 Minuten ein Konzentrationsgefälle auf. Alle Säuren streben nach Neutralisation und werden mobilisiert. Durch die semipermeable Zellmembran entsteht eine einseitig gerichtete Diffusion. Eine Membran heißt semipermeabel, wenn nur das Lösungsmittel sie passieren kann. Dabei diffundieren (verstreuen) saure Lösungsmoleküle in den Bereich höherer basischer Konzentrationen. Dieser hydrostatische Überdruck wird als Osmosediffusion bezeichnet. Er ist umso größer, je größer die Konzentrationsunterschiede sind. Die Diffusion gleicht die Konzentrationsunterschiede eines Stoffes innerhalb einer endlichen Zeit aus. Die Osmose hört auf, wenn der osmotische Druck durch einen gleich großen entgegengesetzten Druck kompensiert wird.

Phasengrenzen *(bezeichnet die Grenze zwischen zwei Flüssigkeiten, die sich nicht verbinden können, wie Öl und Wasser)* in biologischen Systemen werden durch Zellmembranen gebildet. Zellmembranen haben eine geringe Dicke gemessen an der Ausdehnung der an sie angrenzenden extra- und intrazellulären Flüssigkeiten. Atome und kleine Moleküle können mit Hilfe der Diffusion und der Osmose durch die Zellmembran hindurchtreten. Größere Moleküle werden durch Membrankanäle geschleust, wobei Energie aufgewendet werden muss (Natrium-Kalium-Pumpe).

Beschwerden einfach wegbaden

Basische Anwendungen unterstützen die Gesunderhaltung der Haut in jedem Lebensalter, anstatt sie unnötig zu belasten. Ein basisches Badesalz ist zur äußeren Anwendung bestimmt und eignet sich hervorragend für Voll- und Fußbäder, basische Abreibungen u. v. m. Für ein Vollbad genügen 3 gehäufte Esslöffel, für ein Fußbad 1 Esslöffel. Während der Badedauer kann der Körper immer wieder mit einer Körperbürste abgerieben werden. Die natürlichen physiologischen Regulationsabläufe der gesamten Hautfläche werden somit angeregt. Diese entspannte Entsäuerung kann über die Haut den direkten Weg nach außen gehen, ohne Lymphe, Blut, Lunge, Nieren und Leber zu belasten.

Die Ansammlung von Säuren in Gelenken ist folgenschwer und oft mit unangenehmen Schmerzen verbunden. Es sind mehr als 500 Medikamente gegen Erkrankungen des rheumatischen Formenkreises auf dem Markt. Sie haben schwerwiegende Nebenwirkungen und fördern zusätzlich eine bereits vorliegende Übersäuerung. Es empfiehlt sich, hier die forcierte Therapie nach Prof. Lothar Wendt (1907–1989) anzuwenden. Mit einer gezielten Entsäuerungskur wird der azidotische Stau aufgelöst, und die eigentliche Ursache der Entzündungskrankheiten verschwindet wie von selbst. Bei einer solchen Anwendung basischer Bäder werden versulzte Gewebeflüssigkeiten in Bewegung gesetzt, und Verstopfungen lösen sich auf. Das ganzheitliche harmonische Zusammenspiel zwischen Haut, inneren Organen und basischem Badewasser bildet die Grundlage dieser Art der Ausleitung.

Basisches Badesalz mit pH-Werten zwischen mindestens 8,5 und 9,5 ...
- wirkt angenehm rückfettend
- schenkt geschmeidiges Hautgefühl

- fördert die Ausleitung von Giften und Säuren über die Haut
- entlastet den Stoffwechsel
- senkt Laktatwerte und verhindert Muskelkater
- hat sich bewährt gegen Cellulite
- ist hilfreich bei Rheuma, Gicht, Gelenkschmerzen, offenem Bein, Wasseransammlungen in den Geweben, Diabetikerfuß, Raucherbein
- wirkt lindernd bei nahezu allen Zivilisationskrankheiten
- ist vielseitig einsetzbar als Vollbad, Sitzbad, Fußbad, Peeling, Wickel, feuchte Strümpfe, in der Babypflege

Der natürliche Fettfilm der Haut bleibt beim Baden mit einem qualitativ hohen Basenbad erhalten. Als Faustregel gilt: Je länger Sie im basischen, körperwarmen Wasser baden, desto mehr Säuren und Giftstoffe werden ausgeleitet.

Basisches Vollbad

Lassen Sie heißes Wasser in Ihre Badewanne, damit sich der Wannenkörper gut erwärmen kann, und füllen sie dann kaltes Wasser nach. Die ideale Badetemperatur beträgt 36–37,5 °C. Auf ca. 120 Liter Wasser geben Sie 3 Esslöffel basische Salzmischung und verteilen sie mit der Hand. Das Badesalz löst sich vollständig auf. Am häufigsten wird der Fehler gemacht, dass viel zu heiß gebadet wird. Kontrollieren Sie daher vor dem Baden die Wassertemperatur und denken Sie dabei an ein Baby, das weder zu kalt noch zu heiß gebadet werden darf. Die Haut als größtes Ausscheidungsorgan reguliert perfekt unsere Körpertemperatur. Um nicht zu überhitzen, signalisieren Rezeptoren der Haut, wann der Körper abzukühlen ist. Das Auskühlen des Bades geschieht auch, wenn das Wasser zu heiß ist, da die Wärme aufsteigend verdampft.
Die Wassertemperatur kann bei dieser Anleitung bis zu 120 Minuten konstant bleiben, zumal medizinisch registrierte

Bäder Rügener Heilkreide enthalten, welche als ein guter Wärmespeicher fungiert. Heißes Wasser nachlaufen zu lassen erübrigt sich. Dadurch entfallen Belastungen des Kreislaufs sowie Ermüdungserscheinungen. Da der Organismus seine Temperatur halten muss, wirkt das basische Badesalz stoffwechselaktivierend. Tauchen Sie mit dem Körper ganz ins Badewasser. Gerade die Brust und der obere Wirbelsäulenabschnitt sind wichtige Schlackenzonen. Wenn Sie so vorgehen, sind die Bäder auch bei Venenleiden wie Krampfadern, Besenreißern, Diabetikerfuß und offenem Bein geeignet.

Die optimale Alkalität liegt bei pH-Wert 9,5. Nach ca. 15 Minuten beginnt die Wirkung der Säureausleitung. Ich empfehle mindestens einmal wöchentlich ein Basenbad von 60–90 Minuten. Prozesse, die unterdrückt werden, regulieren sich wieder von selbst. Nehmen Sie sich immer Zeit für Ihr Entsäuerungsbad, und baden Sie frühestens eine Stunde nach dem Essen. Beträgt die Badezeit über 90 Minuten, sollte das Wasser ausgetauscht werden. Bei starker Säureausleitung sinkt nämlich der pH-Wert des Wassers auf ca. 8,0 bis 7,5. Das Wasser ist dann 10-mal saurer als vor dem Bad, und der osmotische Druck reicht für eine weitere effektvolle Ausleitung nicht mehr aus.

In Extremfällen kann sich das Wasser dunkel verfärben. Ich empfehle statt eines zusätzlichen Esslöffels basisches Badesalz zur Erhöhung der Pufferkapazität einen kompletten Austausch des Wassers und einen zweiten Badegang. Zur Unterstützung der Ausleitungsfunktion und Öffnung der Poren sind alle 15 Minuten während des Bades Körperbürstungen förderlich. Nach dem Basenbad tragen Sie bitte in den nächsten drei bis vier Stunden keine Körperlotion auf. Der Ausleitungseffekt kann individuell nachwirken und sollte nicht mit pH-sauren Körperpflegeprodukten unterbrochen werden. Falls es Ihre Zeit erlaubt, müssen Sie nach dem Bad den Körper nicht wie gewohnt abfrottieren. Hüllen Sie sich in ein vorgewärmtes Badetuch, und ruhen Sie anschließend so lange, wie Sie gebadet haben.

Sollten sich durch das »Auslaugebad« beim Ablassen des Wassers fettige Schlieren am Badewannenrand bilden, nehmen Sie zum Reinigen der Wanne einige Spritzer Essiglösung und brausen die Wanne aus. Milde Reiniger ohne aggressive Schleifpartikel eignen sich ebenso.

Bei Entschlackungskuren sind zwei bis drei Vollbäder wöchentlich ideal. Als allgemeine Präventionsmaßnahme und Erhaltungstherapie reicht ein basisches Bad pro Woche aus. Um eine Elektrosmogbelastung in Ihrem Körper zu reduzieren, bietet sich ein Bad mit einer speziellen Edelsteinmischung aus Aquamarin, Bergkristall und Rosenquarz an. Die Edelsteine gehen mit den hochfrequenten Strahlen der Senderanlagen in Interferenz.
Auf dem Gebiet der Feinstofflichkeit sind bestimmte Schwingungsmuster bzw. Frequenzen messbar. Das medizinisch-physikalische Wirkprinzip wird mit der genannten Edelsteinmischung um eine feinstoffliche Resonanz ergänzt. Aus der Erfahrungsheilkunde wird ihr eine sanfte Anregung der Lymphe, der Hautregeneration und Stimulation der Energiezentren *(Chakren)* zugesprochen, die Blockaden löst. Tägliche Waschungen und Bäder zeigen ein herrliches, weiches und gesundes Hautbild. Durch die entschlackende und den Hautstoffwechsel anregende Maßnahme ist ein Eincremen nach dem Baden nicht notwendig und wünschenswert. Selbst ausgiebige lange Bäder verursachen kein Aufquellen der Haut.

Basisches Fußbad
Unsere Füße werden häufig vernachlässigt. Stehende oder sitzende Berufe mit eingeschränktem Bewegungsspielraum,

schlechtes Schuhwerk sowie mangelnde Pflege fördern einen Giftstau in den Unterschenkeln. Das führt zu Schmerzen, Brennen und Jucken in den Füßen, manchmal sogar zu Krämpfen. Knöchel und Unterschenkel schwellen an. Im feuchtsauren Milieu finden Fuß- und Nagelpilze einen allzu guten Nährboden und optimale Lebensbedingungen.

Fußbäder haben in der Naturheilkunde eine lange Tradition. Dr. h. c. Alfred Vogel (1902–1996), Schweizer Heilpraktiker und Pharma-Unternehmer, sagte: »Die Füße können als nützliche Ausleitungsorgane und Hilfsniere betrachtet werden.« Ein Esslöffel Basenbad in eine Fußbadewanne, im Winter schön warm, fördert das Ein- und Durchschlafen. Im Sommer erfrischend kühl, wirkt es abschwellend und gegen schwere, kribbelnde Beine.

Basische Fußbäder entschlacken sehr sanft und sind ein wahrer Schönmacher für Ihre Füße. Während sich die Oberschenkel typischerweise oft als Ablagerungsorgan und das Unterhautfettgewebe von Natur aus als Speichergewebe anbietet, sind die Unterschenkel für die Ausscheidungsfunktion prädestiniert. Häufig kommt es in den Füßen zu Stauungen, Schwellungen und Schweregefühl. Wohltuende Fußbäder bieten sich als Entsäuerungsmaßnahme an. Mit ihren ca. 2000 Schweißdrüsen verfügen die Fußsohlen über beste Voraussetzungen, über den osmotischen Druck zur Säureausleitung anzuregen.

Beschwerden einfach wegbaden ist eines der wirksamsten Rezepte. Sie benötigen lediglich eine Wanne oder eine Fußbadewanne, 5–10 Liter Wasser und einen gestrichenen Esslöffel basisches Badesalz. Fußbäder können zwei bis drei Mal wöchentlich zu einer liebgewonnenen Angelegenheit werden. Bei Krampfadern, Diabetikerfuß, bei einem offenen Bein empfehle ich für das Wasser maximal Körpertemperatur.

Einen Strandspaziergang kann ein kühlendes Fußbad zwar nicht ersetzen, aber es erfrischt und pflegt im Sommer bei schwülwarmen Temperaturen. In Anlehnung an Pfarrer Kneipp, verbunden mit Alkalität, lassen sich hohe klimatische Temperaturen gut aushalten. Ob warme, heiße oder belebend kühle Fußbäder: Neben dem medizinisch-therapeutischen überzeugt auch der kosmetische Aspekt. Nagelverfärbungen verschwinden, Hornhaut in Form von Schwielen und Schrunden hat keine Chance. Die Haut wird sanft und geschmeidig.

Basisches Salz-Peeling

Basisches Badesalz darf nur auf der nassen Haut angewandt werden. Bevor Sie mit dem Basen-Peeling beginnen, duschen Sie den gesamten Körper. Nehmen Sie einen Teelöffel Basensalz in die feuchten Hände. Ohne Reibung in den Handinnenflächen entsteht bei hochwertigen Mischungen eine angenehme Wärme. Reiben Sie Brust, Bauch, Oberarme, Oberschenkel und Po mit dem Basensalz ein. Massieren Sie, bis sich die Kristalle auflösen. Bei empfindlicher Haut zeigen sich bei den ersten zwei, drei Anwendungen leichte Rötungen. Es kann sich auch ein Kribbeln bemerkbar machen. Die Haut wird gut durchblutet. Duschen Sie sich nach dem Peeling ab. Nach einigen Peeling-Anwendungen werden Sie ein völlig neues Hautgefühl feststellen. Die Selbstregulation der Haut ist wieder in einem natürlichen Rhythmus und produziert genügend Eigenfett.

Als sehr angenehm wird auch ein Fuß-Peeling mit basischem Salz empfunden. Reiben Sie Ihre nassen Füße morgens nach dem Duschen mit einer Prise Basensalz ein und massieren Sie Fußspitzen, Zehen, Fußgewölbe und Knöchel im Uhrzeigersinn mit kreisenden Bewegungen. Danach duschen Sie Ihre Füße kühl ab und trocknen die Zwischenräume der Zehen.

Ebenso können Sie bei einem basischen Hand-Peeling verfahren, das gepflegte, schöne Nägel und Hände schenkt.

Basische Strümpfe

Nasse Strümpfe nach Pfarrer Kneipp verbunden mit Entsäuerung über Nacht sind als basischer Heilschlaf bekannt. Sie schlafen in der Regel tief durch, bekommen angenehm warme Füße, und die Strümpfe sind am nächsten Morgen trocken. Besonders für ältere Menschen, die nicht mehr allein baden können, eignen sich basische Strümpfe hervorragend. Manchen sind Salzhemden nach dem gleichen Procedere in guter Erinnerung. Nach der Salznacht werden die Strümpfe gewaschen, um für die nächste Anwendung bereit zu sein.

Sie können eine basische Lösung herstellen, indem Sie einen gehäuften Teelöffel Basensalz in einem Liter heißem Wasser auflösen. Weichen Sie ein Paar Baumwollstrümpfe drei bis vier Minuten in der konzentrierten Lauge ein. Die natürlichen Fasern saugen die alkalische Flüssigkeit auf. Nach der Einwirkzeit nehmen Sie die durch und durch nassen Strümpfe heraus und wringen sie so stramm aus, bis die Strümpfe nicht mehr tropfen. Die feuchten, körperwarmen Strümpfe werden nun angezogen. Darüber werden trockene Wollsocken getragen.

Basische Salz-Öl-Massage

Profimasseure mischen ein basisches Badesalz unter ihre Spezialmassageöle. Die basischen Massagen sind eine besonders intensive Form der Pflege und Entschlackung. Zu dem mechanischen Weg der Schlackenlösung über gekonnte Massagegriffe addiert sich die basisch-physikalische Entsäuerung über die Haut. Die Salz-Öl-Massage hat sich bei Rückenleiden und Nackenverspannungen bewährt. Zur Selbstanwendung vermischen Sie eine Prise Basensalz mit etwas Massageöl (Sesamöl, Olivenöl, Mandelöl) und massieren Hände, Füße, Schultern und Oberschenkel ausgiebig.

Basische Wickel

Wickel wirken schmerzlindernd, beruhigend, durchblutungsfördernd und fiebersenkend. Sie sind alte Hausmittel. Vincenz Prießnitz (1799–1851) und Pfarrer Kneipp haben Wickel in ihrer naturheilkundlichen Hydrotherapie erfolgreich angewandt. Richtig angelegt, können Wickel bei zahlreichen chronischen Leiden und Entzündungen eine wertvolle Hilfe sein. Sie wirken oft besser als Medikamente.

Als Grundregel nehmen Sie 1 bis 2 Liter heißes Wasser, 1 Teelöffel Basensalz und Wickel, Bandagen, Leinen- oder Wolltücher je nach Anzahl und Größe der Wickelart, weichen die Wickel ein, wringen sie aus und wenden sie an. Synthetische Stoffe sind nicht geeignet, weil sie nicht atmungsaktiv sind und Hitze und Feuchtigkeit stauen. Bei allen Wickeln müssen die Füße warm sein. Wickel bestehen meist aus einem Innen- und Außentuch.

Man unterscheidet zwischen kalten und warmen Anwendungen, zwischen Ganzkörper- und Teilwickeln. Kalte Wickel entziehen dem Körper Wärme. So lässt sich beispielsweise mit kühlen Wickeln Fieber senken, und es werden Entzündungen gelindert. Sobald sich die Wickel erwärmen, sollten sie getauscht werden.

Für einen fiebersenkenden Wadenwickel eignen sich Baumwoll- oder Leinentücher, die in Basenwasser (20 °C) getränkt, leicht ausgewrungen und um die Waden gewickelt werden. Über die nassen Umschläge trockene Handtücher legen und zudecken. Die feuchten Umschläge sind in der Lage, das Fieber nach ca. 10 Minuten um 1 °C zu senken.

Wenden Sie feuchtwarme basische Wickel an Gelenken, Ellenbogen und Knien an. Probieren Sie Umschläge bei Bauchbeschwerden und zur Entgiftung der Leber und Nieren von außen. Legen Sie zwei große Scheiben Zwiebeln auf die Nieren, bedecken Sie sie mit einem feuchten basischen Umschlag und fixieren Sie den Wickel mit einem trockenen Tuch. Wer will, kann zusätzlich eine Wärmflasche auflegen und dann einige Zeit ruhen oder den Wickel über Nacht tragen. Solch ein Umschlag eignet sich auch bei Blasenentzündungen.

Pfarrer Kneipp hat bei Beschwerden rund um Bauch und Darm den warmen Leibumschlag eingesetzt. Ein warmer basischer Bauchumschlag, getränkt mit Lavendelöl oder Olivenöl, unterstützt die Entgiftungsfunktion der Leber, hilft bei Blähungen, Durchfall, Übelkeit und Schlafstörungen. Als »spanischer Mantel« ist der Ganzkörperwickel bekannt, der sich bei Erkältungen und rheumatischen Erkrankungen bewährt hat. Hierzu wird ein großes Naturlaken, das zuvor in einer basischen Lösung (2 Esslöffel Basensalz auf 5 Liter warmes Wasser) getränkt wurde, um den Körper gewickelt. Eine Wärmflasche an die Beine legen, gut zudecken und schön und gesund schwitzen. Zur drastischen Entgiftung bietet sich ein Ganzkörperwickel an, der, fachmännisch gewickelt, nicht nur über die Haut ausleitet, sondern auch über das lymphatische System.

Basische Gesichtsmaske
Für eine basische Gesichts-, Hals- und Dekolletépflege nehmen Sie unbehandelte Vliestücher aus Cellulose oder Kompressen. Diese weichen Sie in ¼ Liter heißem Wasser mit einer Prise basischem Salz ein. Nach dem Reinigen applizieren Sie die basische Vliesmaske 2-mal wöchentlich auf Gesichtshaut, Hals, Dekolleté. Warm und trocken abdecken und 15 bis 20 Minuten einwirken lassen.

Ausgerechnet im Gesicht zeigen sich Unterlagerungen und Polsterfasern unter der Oberhaut. Durch die Alkalität der basischen Maske leiten Sie wasserlösliche Säuren über die Schweißdrüsen und fettlösliche Ablagerungen über die Talgdrüsen aus. Ihre Haut ist regeneriert, tonisiert und auf weitere Pflegeschritte vorbereitet. Eine nur auf ihre Alkalität reduzierte Gesichtsmaske empfehle ich bei desolaten Hautstrukturen und wenn alles andere nicht vertragen wird und geeignet ist.

Die basische Gesichtsmaske lässt sich mit natürlichen Zutaten verfeinern, die Sie frisch ansetzen. Beispielsweise rühren Sie etwas Heilerde mit Weizenkeimöl und einer Prise Basensalz an oder verwenden flüssigen Akazienhonig mit etwas Olivenöl und Basensalz. Auch die bekannte Quark-Honig-Maske lässt sich wunderbar mit einem basischen Salz kombinieren.

Losgelöst von der Vliesmaske und den aufgeführten Pasten zählen Gesichtsmasken aus reiner Tonerde, Lavaerde, Heilerde oder feincremige Rügener Heilkreide zu den erlesensten Verwöhnmasken. Die Entschlackungsfunktion von fertigen Gesichtsmasken, die Sie auch auf Halspartie und Dekolleté auftragen können, wird durch das Untermischen einer Prise Basensalz gesteigert.

Basisches Dampfbad und Sauna

Rühren Sie eine Paste aus ½ Teelöffel basischem Badesalz, flüssigem Honig und etwas Wasser streichfähig an. Im Dampfbad 10 Minuten schwitzen und in der Pause die Paste auf dem Körper großzügig und intensiv verteilen. Reiben Sie sich auf dem Keramiksitz ein – nicht auf dem Holz. Anschließend im zweiten Schwitzgang 15 bis 20 Minuten einwirken lassen, abduschen und 30 Minuten ausruhen. In der Sauna gehen Sie nach dem gleichen Schema vor. Die Mischung immer außerhalb der Sauna zwischen den Saunagängen auftragen, einwirken lassen und mit einem Kneipp-Guss kalt abduschen.

Basische Spülungen und Waschungen

Für Nasen- und Mundspülungen geben Sie eine Prise basisches Salz auf ein Glas warmes Wasser. Für Nasenspülungen empfehle ich Ihnen einen Nasenspülbecher. Spülungen dürfen täglich vorgenommen werden.

Auch zum Inhalieren ist ein basisches Badesalz geeignet. Auf ¼ Liter kochendes Wasser geben Sie eine Messerspitze basisches Salz und inhalieren wie gewohnt je nach Bedarf.

Bei sehr empfindlicher Haut, Wunden und Hauterkrankungen werden basische Abwaschungen gut vertragen. Für ein Handwaschbecken oder eine Waschschüssel reicht ½ Teelöffel basisches Salz aus. Waschen Sie Ihren Körper mit der Lauge kalt oder warm ab. Basische Abwaschungen helfen bei starkem Schwitzen und überzeugen in der Krankenpflege auch im Wundbereich als sanfte, milde Reinigung und Pflege der Haut.

Basische Naturkosmetik

In den letzten Jahren erlebt Naturkosmetik einen Boom. Die Beliebtheit spiegelt sich in zweistelligen Wachstumsraten wider, während konventionelle Kosmetik in allen Preislagen mächtig unter Druck steht. Naturkosmetik ist salonfähig geworden. Neben dem begrüßenswerten allgegenwärtigen Trend »Weg von der Chemie, hin zur Natur« ist mit Erstaunen zu bemerken, wie niedrig das Preisniveau für Naturkosmetik besonders in Deutschland ist, und das, obwohl Naturrohstoffe oftmals erheblich teurer sind als chemische Substanzen.

Dass Naturkosmetik immer gleich besser sein soll als etablierte, konventionelle Kosmetik, wäre vorschnell geurteilt. Ebenso ist es ein Trugschluss, wenn mitunter behauptet wird, dass Naturkosmetik keine Konservierungsstoffe enthält. Jede Kosmetik muss konserviert werden, um stabil zu bleiben und den wechselnden Anforderungen standzuhalten. Entscheidend jedoch sind die verwendeten Zusätze. Erreicht ein Produkt nur durch abdichtende Silikone, die sich auf die Haut legen, seine Geschmeidigkeit, hat die Grundrezeptur ihre sensorischen Qualitäten verspielt.

Werden Kosmetikprodukte in Tiegeln und Töpfen angeboten, ist die Haltbarkeit einer natürlichen Ölmischung nicht gewährleistet. Durch die Gefahr einer Keimbesiedlung werden wesentlich stärkere und höhere Konzentrationen an Konservierungsmitteln benötigt. Verwenden Sie aus diesem Grund lieber Spender oder Tuben, die dazu sparsamer im Verbrauch und hygienischer sind. Achten Sie bitte auch auf eine Zertifizierung Ihrer Naturkosmetik, denn es gibt genügend Anbieter, die vom Wachstumstrend profitieren, obwohl sie substanziell nichts mit Naturkosmetik zu tun haben. Diese »Green-Wash-Produkte« erwecken über ihre Aufmachung und Werbung nur den Anschein einer natürlichen Kosmetik. Zu diesen allgemeinen Hinweisen will ich abschließend ergänzen, dass Naturkosmetikfirmen die Einstellung ihrer Produkte auf einen sauren pH-Wert genauso mit dem »Säureschutzmantel« der Haut begründen wie die übrigen Anbieter. So mögen kritische Zutaten in »naturnaher« Kosmetik und zertifizierter Naturkosmetik fehlen, aber Sie cremen sich trotzdem Säure auf Ihre Haut.

Basische Naturkosmetik als logische Ergänzung zur Entsäuerung

Es ist nicht sinnvoll, seinen Körper regelmäßig mit verschiedenen Methoden zu entsäuern, um dann anschließend mit sauren Körperpflegeprodukten natürliche Ausscheidungsprozesse zu blockieren. Daher ist es ratsam, neben einem wirkungsvollen Entsäuerungskonzept eine basische Naturkosmetik zu nutzen, die die Stoffwechselvorgänge und physiologischen Regulationsabläufe nicht unterdrückt.

Unumstritten ist, dass im Sinne einer therapeutischen Indikation bei Hautkrankheiten, Stoffwechselstörungen und überpflegter Haut basische Kosmetik einen ausgesprochen positiven Effekt erzielt. Auch zur täglichen Pflege einer intakten Haut ist eine basische Körperpflege mit pH-Wert 7,4 sehr zu empfehlen. Eine marktübliche Abstimmung der Pflegelinie auf einzelne Hauttypen und Hautprobleme kann entfallen, denn die Haut hilft sich selbst in ihrer Selbstregulation. Eine Waschcreme zur Reinigung und eine Tagescreme reichen völlig aus. Das zaubert ein aufgeräumtes Badezimmer und eine gesunde Haut.

Rügener Heilkreide bindet Säure auf der Haut

Rügener Heilkreide besteht zu 98 Prozent aus Kalziumcarbonat. Aus geologischer Sicht ist Kreise mit 70 Millionen Jahren ein junges Gestein. Mit dem Austrocknen des Urmeeres bildete sich aus Ablagerungen der Meereslebewesen das gehaltvolle Sediment, das mit der Zeit geologisch angehoben und zu Felsen anwuchs. Die Insel Rügen ist Teil eines solchen Naturwunders. Weithin sichtbar ist das Kreidekliff zwischen Sassnitz und dem bekannten, unter Naturschutz stehenden Königsstuhl.

Im Tagebau wird heute in dem Kreidewerk Klementelvitz und Promisel auf der Halbinsel Jasmund die kostbare Rügener Heilkreide gewonnen. Der Königsstuhl bleibt unangetastet. Das Meer holt sich allerdings regelmäßig Stückchen von ihm wieder zurück. Die besondere Wirkung der Rügener Heilkreide ist mehrfach wissenschaftlich untersucht worden. Prof. Dr. Payer vom Chemisch-Physikalischen Institut in Breslau war 1932 der Erste, der überhaupt eine umfangreiche Untersuchung unternahm. Die seit dieser Zeit angehäuften Dokumentationen belegen Heilerfolge von bis zu 90 Prozent. Gerade bei Entzündungen ist das Abtransportieren von Säuren aus dem Körper mit Hilfe von Rügener Heilkreide der wesentliche Grund für einen Heilungserfolg.

Bei solchen Kreidebädern kann es zu einem außerordentlichen Stoffwechselschub kommen. Danach folgt eine Linderung chronischer Schmerzen, und die Gelenke werden wieder beweglicher. Durch ihren basischen Charakter und die starke Saugfähigkeit reduziert die Kreide Übersäuerungserscheinungen. Sie ist in der Lage, saure Valenzen durch die Haut hindurch an sich zu binden.

In einer aktuellen Studie von Prof. Dr. Peter C. Dartsch bestätigen zellbiologische Untersuchungsergebnisse entzündungshemmende und den Wundheilungsverlauf positiv beeinflussende Effekte. »Durch ihre Zusammensetzung und die besonders gute Speicherfähigkeit von Wärme oder Kälte zeigt Rügener Heilkreide ihre wohltuende und schmerzlindernde Wirkung bei rheumatischen Erkrankungen, Arthrosen, Gelenkbeschwerden, Ischias, Neuralgien und einer Vielzahl von Hauterkrankungen«, heißt es in dem wissenschaftlichen Testbericht.

Manchmal gewinne ich den Eindruck, dass in der Schulmedizin am liebsten Kortison und Antibiotika als Allheilmittel verordnet werden. Oft wird vorschnell gehandelt. Solche Medikamente sind aber nicht ungefährlich, denn Resistenzen und Abhängigkeiten sind heimtückische Begleiter und verursachen bei längerer Anwendung eine Kette von Nebenwirkungen.

Kortison ist eine Vorstufe des körpereigenen Hormons Kortisol. Dem Biochemiker Edward Calvin Kendall (1886–1972) gelang es 1936, Kortison aus der Nebenniere (wo es gebildet wird) zu isolieren. Erstmalig verabreichte man Kortison bei rheumatischen Erkrankungen und erzielte erstaunliche Erfolge. Als in den Fünfzigerjahren Kortison in Tablettenform erhältlich war, wurde es bei fast allen entzündlichen Erkrankungen eingesetzt. Schon bald zeigten sich jedoch unangenehme Nebenwirkungen des »Wundermittels«: Gewichtszunahme, Bluthochdruck, Fettverlagerungen und Stimmungsschwankungen können mögliche Symptome sein. Bekannt ist die typische Kortison-Haut und Kortison-Akne.

Präparate mit Kortison sind verschreibungspflichtig und sollten nur nach Anweisung des Arztes genommen werden. Bei akutem Krankheitsverlauf gibt man zunächst eine hohe Dosis *(Stoßtherapie)* und verringert sie dann schrittweise *(Ausschleichen)*. Das Medikament darf nicht abrupt abgesetzt werden. Der Körper hat seine eigene Kortisonproduktion heruntergefahren und macht damit den Weg frei für ein erneutes Aufflammen der Krankheit.

Rügener Heilkreide statt Kortison kann eine sehr gute Alternative oder Ergänzung sein. Das Hormon kann für kurze Zeit eine Dermatitis verbessern. Kortison selbst kann aber auch Ursache der Entzündung sein oder diese unterdrücken *(Suppression)* und verschlimmern. Ich empfehle bei Hautekzemen, Schuppenflechte, Neurodermitis oder allergischen Hautreaktionen eine Creme mit Linolsäure oder Gamma-Linolensäure aus Nachtkerzenöl. An der Universität Kiel wurde ein Vergleichstest durchgeführt, der die entzündungshemmende Wirkung bestätigt.

Die Kreide wird als Bad und als feincremig-pasteuse Kreidebreipackung verwendet. Das allergenfreie Peloid fühlt sich sehr angenehm an und überzeugt mit gutem Wärmeverhalten. Eine leichte Handhabung und umweltfreundliche Eigenschaften sprechen zusätzlich für dieses Produkt.

Schindele's Mineralien

Schindele's Mineralien sind ein reines Naturprodukt aus Österreich. Das feine Gesteinsmehl wird als Nahrungsergänzungsmittel in Blechdosen oder als Cellulose-Kapsel angeboten. Normalerweise gibt man einen Messbecher auf ein Glas Wasser, rührt um und trinkt die Mineralien und Spurenelemente. Bisher wurden 34 Substanzen nachgewiesen. Mit dem essbaren Urgesteinsmehl von Robert Schindele aus Gansbach/Niederösterreich ist die Zufuhr aller Mineralien gewährleistet. Beim Bau einer Forststraße wurden die besonderen Regenerationseigenschaften 1981 entdeckt. Dazu gibt es die folgende Geschichte:

Ein Raupenfahrer schnitt in der Umgebung von Melk einen vulkanischen Kegel zwei Mal an. Dieser bestand aus einem relativ weichen, brüchigen Material und war von hartem Paragneis umgeben. Entstanden war das Material durch einen Bruch der Erdkruste. Der Staub, der beim Schottern des Waldweges entstand, legte sich auf die umliegenden Böden und Bäume. Heftige Regengüsse ließen diesen Feinstaub ins Erdreich versickern. Einige kranke Tannen, die bereits zum Fällen gekennzeichnet waren, wurden plötzlich wieder grün. Schindele senior wunderte sich und gab eine wissenschaftliche Analyse in Auftrag. Es stellte sich heraus, dass das Urgestein, der Lava ähnlich, für das Ergrünen der Tannen verantwortlich war. Die Kombination aus Mineralien und Spurenelementen und ein starker natürlicher Magnetismus wirken sich auch auf den menschlichen Organismus aus.

Die reichlich vorhandene Kieselerde hält das Bindegewebe elastisch und nährt Nägel, Haare und Haut. Zudem verbessert sich die Zellatmung. Kalium reguliert mit Natrium den pH-Wert des Blutes und den Wasserhaushalt. Kalzium stärkt Knochen und Zähne. Eisen ist Sauerstoffträger im Hämoglobin des Blutes, und Magnesium ist für Herz und Arterien wichtig.

Schindele's Mineralien werden mechanisch ohne Sprengmittel abgebaut, gebrochen und bei hohen Temperaturen in einem Spezialmahlwerk sehr fein vermahlen. Sie sind keimfrei und stark basenbildend. Das Gesteinsmehl ist unbegrenzt haltbar und wurde von der Organisation »warentest schweiz« mit »sehr gut« bewertet. Außerdem wurde das Produkt mit der Goldmedaille auf der Messe »Humane Umwelt-Futura« in Straßburg ausgezeichnet. Der Steinbruch befindet sich in Firmenbesitz.

Schindele's Mineralien, Analyse pro 100 Gramm

Kieselsäure 56,900 mg

Magnesiumoxid 850 mg

Eisenoxid 350 mg

Aluminiumoxid 260 mg

Kalziumoxid 119 mg

Kaliumoxid 56 mg

Phosphor 14,5 mg

Mangan 12,9 mg

Natriumoxid 12 mg

Zink 7,2 mg

Kupfer 1,9 mg

Barium 1,6 mg

Chrom 570 mg

Nickel 0,49 mg

Vanadium 0,44 mg

Kobalt 0,38 mg

Titan 0,32 mg

Bor 0,1 mg

Molybdän 0,1 mg

Energiewert 0,0 kcal

Eiweiß 0,0

Fett 0,0

Kohlenhydrate 0,0

Als Nahrungsergänzungsmittel eingenommen, ist nicht allein seine einzigartige Zusammensetzung entscheidend, sondern das besondere Lösungsverhalten der Mineralien bzw. die Umwandlung in andere Mineralien unter Freisetzung von besonderen Atomen und Molekülen.

Energiefluss mit Edelsteinen

Jeder Mensch, jedes Lebewesen, jede Zelle steht in Verbindung mit dem Kosmos. Kosmetik leitet sich aus der Ordnung des Kosmos ab. Bereits in der Antike waren Kristalle gelebte Erfahrung mit Langzeiteffekt. Die Frequenzen mineralischer Steine senden Energien und Informationen unterschiedlicher Eigenschaften. Mikrofein gemahlene Edelsteine als Bestandteil von Badesalzen und Kosmetikprodukten schützen vor negativen Einflüssen. Eine physikalische Entgiftung setzt in Verbindung mit Edelsteinen energetische Vergiftung aus dem Körper frei. Dazu eignen sich nur Kristalle von hoher Reinheit.

Der *Bergkristall* ist ein wahrer Kraftspender, der in Kombination mit maximal vier Steinen zum Einsatz kommt. Er enthält alle Farben und gibt genau die Energiemenge ab, die gerade benötigt wird. Hauptfundgebiet sind die Alpen. Er besteht aus reinem Silizium und Sauerstoff. Ihre Struktur ist im Laufe von Jahrmillionen auskristallisiert. Die Griechen bezeichnen ihn als *Krystallos,* was so viel bedeutet wie »Eis«. Der Bergkristall ist ein Lichtbringer und Harmoniestein.

Der *Rosenquarz* gilt als Stein für Herzensangelegenheiten. Er strahlt Ruhe aus und heilt verletzte Gefühle. Auf dem Thymus getragen, lindert er Hustenreiz und beruhigt die Bronchien. Rosenquarz ist trotz seiner zarten, femininen Ausstrahlung ein sehr kräftiger Stein, der besonders von Frauen geschätzt wird. Seit der Antike wird er als Stein der Liebe und des Herzens verehrt. In Verbindung mit Rosenquarz-Wasser wird der Lymphfluss angeregt, und werden das Zellwachstum und die Regenerierung der Haut beschleunigt.

Der *Aquamarin* erhielt seinen Namen von dem lateinischen aqua *(Wasser)* und mare *(Meer);* der Name bedeutet »Meerwasser«. Die wichtigsten Fundorte liegen in Brasilien, Nigeria und Madagaskar. Die Konzentration von Chrom, Eisen und Magnesium bestimmt seine Farbe von Hellblau bis Dunkelblau. Der Heilstein hat sich bei Hautallergien bewährt und erfreut die Menschen durch seine Beschwingtheit.

Die Kombination macht's

In fast allen Körperpflegeprodukten finden wir chemische Substanzen, die für Fehlreaktionen im Zellkern sorgen. Sie sind verantwortlich für Hautirritationen und allergische Reaktionen. Während unsere Haut von außen vielleicht einen glatten Eindruck macht, brodelt es unter der Oberfläche. Gleichzeitig führen Stress, falsche Ernährung und Bewegungsmangel zu Energieblockaden, die deutlich sichtbare Spuren auf der Haut hinterlassen.

Basische Naturkosmetik, zumal dann, wenn sie ein Zeichen für kontrollierte, zertifizierte Kosmetik trägt und Rügener Heilkreide als Säurepuffer enthält, ist eine optimale Unterstützung für Ihren Organismus. Durch den sanften osmotischen Druck mit pH-Wert 7,4 arbeitet Ihre Haut als Ausleitungsorgan. Stoffwechselprodukte werden mit Heilkreide neutralisiert und gebunden, so dass eine Erstverschlimmerung z. B. bei Akne oder Unterlagerungen auszuschließen ist. Auch werden überschüssige Säuren, die für Juckreiz, Rötungen, Ekzeme usw. maßgeblich verantwortlich sind, auf der Haut neutralisiert.

Im Komplexmittel *Schindele's Mineralien* finden die Hautzellen genau jene Mineralien vor, die für gesunde Bedingungen der Zellerneuerung, für Elastizität, Feuchtigkeitsgehalt und Fettversorgung notwendig sind. So kann sich Ihre Haut wieder beruhigen, regenerieren und zur Selbstregulation zurückfinden.

Gut aufeinander abgestimmte Edelsteine, eingebettet in ein Basenbad und in eine Gesichts- und Körperpflege, verändern sowohl Ihr Hautbild als auch Ihre gesamte Aura. Mit Ihrer Klarheit und Reinheit können Sie Ihre Umgebung überstrahlen und ragen spürbar aus der Menge heraus.

Rügener Heilkreide, Schindele's Mineralien und Edelsteinpulver entstammen nicht pflanzlichem Ursprung. Es handelt sich um Trockensubstanzen, die zur kosmetischen Herstellung einer Emulsion mit Wasser und Ölen verbunden werden. Da die Öle in eine mineralische Grundlage eingebettet sind, sinkt das allergene Potenzial bzw. die Verträglichkeit liegt wesentlich höher als bei üblicher pflanzlicher Naturkosmetik.

Zur Stärkung der Lipidbarriereschicht ragt das Nachtkerzenöl hervor. Es enthält zwischen 8 und 17 Prozent Gamma-Linolensäure und wird bei trockener, schuppiger und juckender Haut pharmazeutisch verwendet. Eine in dieser Weise aufgebaute basische Naturkosmetik kann zu beeindruckenden Ergebnissen führen und die natürliche Schutzfunktion stärken. Basische Körperpflege ist für alle Menschen geeignet, unabhängig von Alter und Geschlecht. Eine gesunde Haut ist resistent gegen bakterielle und virale Entzündungen. Durch Übersäuerung verursachte Problemhaut lässt sich meiner Ansicht nach nicht mit sauren Kosmetikprodukten beruhigen und in die Balance führen. Für ein feines, klares Hautbild benötigt sie keine Säuren, sondern basische Konsistenzen.

Ein Wort zum Schluss

Liebe Leserin, lieber Leser,

welche Schlüsse ziehen Sie nach dem Lesen dieses Buches? Konnten Sie neue Erkenntnisse gewinnen und Ihre eigene Wahrheit finden? Was ist die Kernaussage ohne Schönfärberei? Es ist der breite Spannungsbogen zwischen handfesten biologisch-medizinischen Tatsachen bis hin zu feinstofflichen Nuancen, die sich nicht jedem sofort erschließen. Neben medizinischer Überprüfbarkeit ist es wichtig, zu erkennen, dass Erfahrung und Beobachtung einen Zugang zum Objektiven ermöglichen. Das Denken entwickelt sich dann als selbständiges Organ. So ist die Entwicklung eines medizinisch-physikalischen Entsäuerungskonzeptes in Kombination mit der »richtigen« Körperpflege eine logische Konsequenz. Sie bilden zusammen die Basis der Grundregulation, die Sie als festes Ritual und primäre Prävention (Verhinderung von Krankheiten) in Ihren Alltag integrieren können.

Frei nach Kurt Tucholsky – »Alles ist richtig, auch das Gegenteil« – hat eine basische Körperpflege entgegen der konventionellen Lehrmeinung ihre Daseinsberechtigung. Mehr als das. Schließlich steht die Behauptung im Raum, dass Kosmetik mit sauren pH-Werten und äußerst fragwürdigen Zutaten zur Übersäuerung des Bindegewebes maßgeblich beiträgt. Dass durch Erfahrung und Beobachtung der Zugang zum Objektiven (zur Wahrheit) erfolgt, zeigt sich, wenn wir keine willfährigen, gehorsamer Jasager sind und trotzdem uneingeschränkt Loyalität und Akzeptanz wahren.

Es ist wesentlich, dass Sie im Rahmen einer bewussten Lebensweise auf Ihren Säure-Basen-Haushalt achten. Es ist wesentlich, im Rahmen des Kognitiven bewusst Ihre Sinne zu erfahren: zu erleben, wie das Ohr hört, das Auge sieht, die Haut fühlt, der Fuß versteht, die Hand begreift, das Blut zirkuliert, die Lunge atmet, der Körper schwingt. Es ist wesentlich, im Rahmen des Miteinanders zu erleben, wie sich ein aus dem Herzen gelebtes Leben direkt auf uns auswirkt.

Herzlichen Dank für Ihre Aufmerksamkeit!
Ihr
Michael Droste-Laux

Quellenverzeichnis und Hinweise zum Weiterlesen

Blawat Katrin: »*Wirbel um ein Molekül. Der Kult um ›belebtes Wasser‹*«, in: Süddeutsche Zeitung, 20./21. Februar 2010

Bodderas Elke: »*Die dunkle Seite des Vitamin C*«, in: Welt der Wissenschaft 2009

Burger Kathrin: »*Flüssige Gefahr – Softdrinks sind eine Hauptursache für Übergewicht*«, in: Süddeutsche Zeitung, 2./3. Oktober 2012

Beck, Dr. med. Siegfried: *Durch Entsäuerung zu seelischer und körperlicher Gesundheit – Säure-Basen-Gleichgewicht verhütet Zivilisationskrankheiten.* Verlag Buchdienst Oetinger, 2009

Budwig, Dr. Johanna: *Öl-Eiweiß-Kost.* Sensei Verlag, Kernen, 9. Aufl. 2011

Collier, Dr. med. Renate: *Die Entdeckung der Gewebeazidose in der Praxis und ihre Bedeutung für Kranke und Gesunde,* www.wegdermitte.de

Sander, Dr. med Friedrich F.: *Der Säure-Basen-Haushalt des menschlichen Organismus.* Hippokrates Verlag, Stuttgart 1999

Schäfer, Dr. Klaus: *Wissenschaftlicher Erkenntnisstand zur Amalgamverträglichkeit,* Dissertation aus der Klinik für Zahn-, Mund- und Kieferkrankheiten der Johannes-Gutenberg-Universität Mainz

Fischer-Reska, Hannelore: *Die Entsäuerungs-Revolution. Endlich richtig entgiften!* Südwest Verlag, München 2004

Hirneise, Lothar: *Chemotherapie heilt Krebs und die Erde ist eine Scheibe. Enzyklopädie der unkonventionellen Krebstherapien.* Sensei Verlag, Kernen 2010

Jörgensen, Hans-Heinrich: *»Die Bedeutung des Säure-Basen-Haushaltes in der Onkologie«*, in: Der Heilpraktiker 3/2011

Kaufhold, Peter: *Standard-Teedrogen-Datenbank des Phytomagisters*

Lepeschinskaja, Olga Borissowna: *Der lebende Stoff und die Umwandlung der Arten – Die neue Zelltheorie von Olga B. Lepeschinskaja.* VWB-Verlag für Wissenschaft und Bildung, Berlin

Öko-Test: *Die große Kosmetik-Liste, Über 6000 Inhaltsstoffe verständlich erklärt.* Öko-Test Verlag, Frankfurt

Bartl, Prof. Dr. Reiner: *»Wie wird Osteoporose behandelt? Sieben Fragen zum Thema Osteoporose«*, in: Medical Tribune

Steinkraus, Prof. Dr. Volker: *Geheimnis schöner Haut, Was Anti-Aging und Kosmetik leisten.* Krüger Verlag 2004

Popp, Prof. Fritz Albert: *Regulationsdiagnostik nach F. A. Popp.* Vortrag 29. 3. 2008, ProLight Regulationstherapien

Pischinger, Prof. Alfred: *Das System der Grundregulation.* Karl F. Haug Verlag, Stuttgart, 11. Aufl. 2009

Uhlemayr, Ursula: *Wickel & Co. Bärenstarke Hausmittel für Kinder.* Urs Verlag, Oy-Mittelberg, 13. Aufl. 2011

Vanselow-Leisen, Katharina: *Die Leisen-Kur/Zur Therapie schlackenbedingter Krankheiten.* Turm Verlag, Bietigheim 2008

Whang Sang: *Der Weg zurück in die Jugend – Kein Wunschtraum, sondern wissenschaftliche Erkenntnis.* (Reserve Aging by Sang Whang, Miami, Florida, Herausgeber und deutsche Übersetzung Dietmar Ferger, BoD 2013)

Zizmann, Peter A.: *Die erfolgreiche Teemischung.* Verlag Volksheilkunde, Bonn 2009